Nursing
BUSiNESS
チームケア時代を拓く
看護マネジメント力UPマガジン
2023年春季増刊

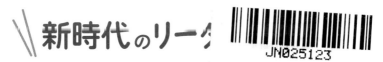

新時代のリーダー

看護師長のための ベーシックスキル BOOK

編著

東京医療保健大学 副学長・看護学科長・教授
坂本 すが

東京医療保健大学大学院 医療保健学研究科
看護マネジメント学領域 助教
本谷 園子

MC メディカ出版

······ はじめに ······

　私は、さまざまな場面で看護管理者の皆さんから話を聞く機会があります。その中で、看護師長となって「自分なりに管理を楽しんでいる人」と「うまくいかずに思い悩んでいる人」がいることに気づきました。昨今は看護基礎教育の一つとして看護管理を学ぶ機会があります。また、世の中にはさまざまなリーダーシップ本や看護マネジメント本が出版されています。一方で、新任の看護師長として初めて病棟のトップに抜擢された際に、どのような心がまえで臨み、どんな立ち居振る舞いをしていけばよいのか、どういった将来ビジョンを描いて病棟マネジメントをしていけばよいのかといったことを具体的に記したものは少ないようです。そこで「看護師長としての所作」をまとめたものがあれば、新人の看護師長や、今まさに悩んでいる看護師長の背中を後押しできるのではないかと考えて、自らの経験をもとにまとめたものが本書です。

　本書では、看護師長として必須の心がまえや、日々の管理業務におけるポイント、さらに就任初日の振る舞い方に至るまでを解説しています。以下に少し引用しましょう。

　就任初日の朝、最も大切なことは「明るく元気にあいさつする」ことです。（中略）「本日から師長になりました○○です」「頑張っていきますのでよろしくお願いします！」と、笑顔で元気よくあいさつしましょう。〈40ページ〉

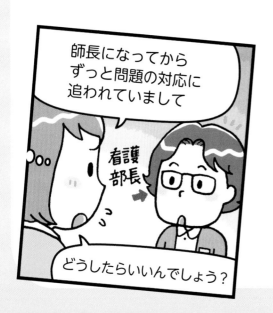

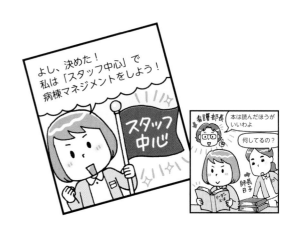

「そんなこと？」と思われたかもしれません。"そんなこと"がなぜ大切なのか、まずはページをめくって読んでみてください。本書を読み、「看護師長としての所作」を実践していくうちに、看護管理の面白さや醍醐味がじわじわと実感できるようになっていくはずです。

　突然内示が出されて「やっていけるだろうか」と不安に思っている人も、看護師長となって数年経つけれど「これでよいのだろうか」と日々悩んでばかりという人も、選ばれたからには看護師長という仕事を楽しんでやってもらえたらと思います。実際に、看護師長の仕事は面白いものです。私も長年、看護管理者を経験してきましたが、振り返って考えてみると最も楽しかったのは看護師長時代でした。病棟のトップとして 30～40人のスタッフから成るチームを率いて目標に向かっていくさまは、まさに体育会系のノリでした。スタッフにも患者にも直に接し、「これをやろう」と声を上げるとスタッフも「やろう」という気になってくれ、病棟が変わったりよくなったりという結果が見えることに本当にわくわくしました。

　リーダーとして病棟マネジメントを担い、未来を切り開いていこうとしている皆さんにとって、本書が少しでもお役に立てればと願ってやみません。

2023年 2 月

坂本 すが

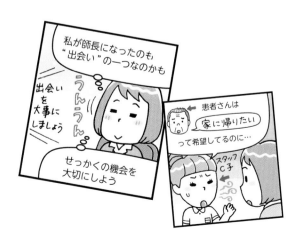

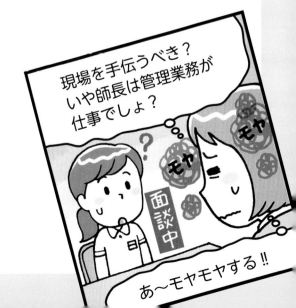

ナーシングビジネス 2023 年春季増刊

contents

はじめに ……………………………………………………………………… 2

編著者・協力者一覧 ……………………………………………………… 6

第1章
マインド編
今日からはじめる 師長力を磨く 7 箇条
〜マネジメントの基礎と看護師長の心がまえ〜

▷▷ 師長力を磨く 7 箇条　その1　経験を内省する力を鍛える ……………… 8

▷▷ 師長力を磨く 7 箇条　その2　本から得たことを自分の糧とする ………… 14

▷▷ 師長力を磨く 7 箇条　その3　出会いを大事にする ……………………… 20

▷▷ 師長力を磨く 7 箇条　その4　問題解決方法を考える訓練をする ……… 24

▷▷ 師長力を磨く 7 箇条　その5　二つの世界を持つ ……………………… 28

▷▷ 師長力を磨く 7 箇条　その6　スタッフファーストで考える ……………… 32

▷▷ 師長力を磨く 7 箇条　その7　できるだけスタッフに任せる ……………… 36

▷▷ 看護師長の内示を受けたら すべきこと＆心がまえ ……………………… 40

第2章
管理業務編
押さえておきたい 看護師長のベーシックスキル

1. 看護師長とは ………………………………………………………… 50

2. 看護師長の仕事とは ………………………………………………… 58

3. 業務における役割やポイント

マネジメント

① 意思決定 ————————————————————— 62

② 病棟とスタッフの目標管理 ———————————— 68

③ 人事・労務管理 ————————————————— 74

④ 情報管理 ————————————————————— 80

⑤ 環境整備 ————————————————————— 84

⑥ 財務管理 ————————————————————— 88

教育・人材育成

⑦ 教育・人材育成 ————————————————— 92

問題解決

⑧ トラブル対応 ——————————————————— 102

⑨ 他部署との交渉 ————————————————— 110

⑩ 患者・家族対応 ————————————————— 112

第3章 座談会
現場では教えてくれない！ 自分で切り開く看護師長の将来ビジョン

「べき論」にとらわれない
新しい時代の多様なリーダーシップのあり方 ————————— 118

付録：データで見る看護師長 ————————————————— 137

編著者・協力者一覧

● **編著者**

坂本 すが
東京医療保健大学 副学長・看護学科長・教授 ………………………………… 1章、2章、3章座談会

本谷 園子
東京医療保健大学大学院 医療保健学研究科 看護マネジメント学領域 助教 ……… 1章、2章、3章座談会

● **協力者（掲載順）**

内山 亮子
社会医療法人社団埼玉巨樹の会新久喜総合病院 手術室・中央材料室 副看護師長 ………………… 3章座談会

竹内 桂子
日本赤十字社諏訪赤十字病院 脳血管センター 看護師長 ………………………………… 3章座談会

土屋 志保
学校法人北里研究所北里大学病院 婦人科/救急後方支援病棟 看護師長 …………………………… 3章座談会

宮本 アキ
近畿大学病院 ACU 病棟 副看護長 ……………………………………………………………… 3章座談会

岡戸 順一
健理学研究所 主任研究員 …………………………………………………………………………… 付録

第1章

マインド編

今日からはじめる 師長力を磨く 7 箇条

～マネジメントの基礎と 看護師長の心がまえ～

看護師長として担当部署や病棟をマネジメントし成果を出していくためには、さまざまな能力やスキル＝「師長力」が求められます。この章では、師長力を磨くために必要な心がまえや行動について解説します。

経験を内省する力を鍛える

KeyPoint

「師長力」を磨くためには、経験を「内省」することが重要です。日々の出来事の中で自分が「気になること」にスポットを当てて、「なぜそのことが気になるのか」を深掘りして考えていきましょう。そうすると、問題の本質が見えるようになってきます。

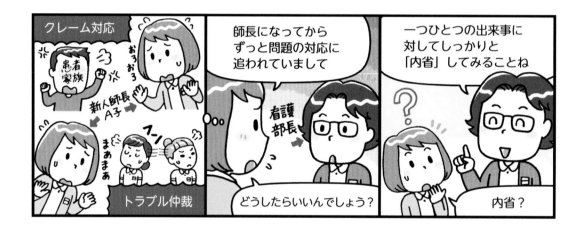

リーダーの能力向上に最も影響を与える要素は？

　　看護師長は就任したその日から、担当病棟のトップとして病棟マネジメントを行っていきます。どの管理者・どの現場にも通じる最高のマネジメント方法などないわけで、試行錯誤しながら自分自身で最適な方法を見出していくことになります。それこそが看護師長の腕の見せどころ、つまり「師長力」が試されるというわけです。ではこの師長力は、どのようにすれば磨くことができるのでしょうか。

　　人材育成の領域で使われている「70：20：10の法則」（図1）というものがあります。アメリカのリーダーシップ研究機関であるロミンガー社がさまざまな経営者を対象に「リーダーとして成長するために有効

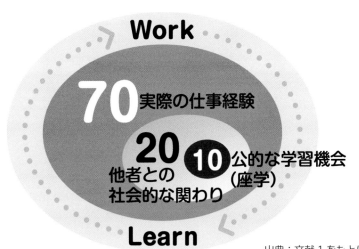

図1　70：20：10 の法則

だったと思われる要素」を調査したところ、70%が「実際の仕事経験」、20%が「他者との社会的な関わり」、10%が「公的な学習機会（座学）」という結果だったそうです。このことは看護管理者にも当てはまると考えられ、管理者の能力向上に最も影響を与えているのは「自らの経験」だと言うことができます。とはいっても、日々淡々と業務を行っているだけでは管理能力は向上しません。**日々の経験を力に変えていくためには、経験したことを「内省」して概念化していくことが必要**なのです。

経験を深掘りして考える癖をつけよう

　内省とは、もう一人の自分と対話しながら「深掘りして考える」ということです。深掘りして考えるとは、具体的な事実だけで終わらせず、そのことについて何を感じたか、なぜそうしたのかを考え、最終的に意味づけをするということです。

たとえばある出来事が起こった際に、「あんなことがあった」「大変だったけれど解決できてよかった」と終わりにするのではなく、「なぜこのようなことが起こったのか」「あのときの患者さんやスタッフは、なぜあのような言動をしたのか」「自分のとった言動の意味はなんだったのか」などと深掘りして振り返っていきます。そして「実は患者さんはこういうことを訴えたかったのではないか」「自分の言動が、スタッフのあのような行動を引き起こしたのではないか」などと仮説を立てて考えていきます。このように**出来事について深掘りして考える癖をつけていくと、「あれはこういうことだったんだ」と、物事の本質に迫ることができるようになっていくのです。**

　一つの出来事の裏には複雑な事情が隠れていることが多くあります。**「本質を見る力」を養わないと、表面上の出来事ばかりを見て対処方法を見誤ってしまいます。**経験を内省して本質を見る力を養うことは、看護管理者にとって欠かせない能力を身につけることになるのです。

まずは「気になること」にスポットを当てる

　そうは言っても、日々の出来事すべてを振り返ることはできません。そこでまずは「自分が気になること」にスポットを当てて内省することから始めてみましょう。

　看護師の気になることのほとんどは「倫理的な問題」だと思います。たとえば、「あの先生は患者さんにきちんと説明していない」「あのスタッフは患者さんにあいさつもせずに採血をしてしまう」など、心にひっかかる出来事は日常的にいろいろあるでしょう。なぜそのことが気になるのかを深掘りして考えていくと、「自分が大事にしていること」が見えてきます。「自分が大事にしていること＝自分の管理スタイル」といえます。**内省することは、自分の管理スタイルを発見することにもつながるのです。**

物事の本質を見る力、全体を見る力が養われる

　経験を内省して本質を見抜く思考を説明した理論として「認識の三段階」[2]というものがあります。人間は考える際に「現象」「表象」「抽象」の三段階のレベルを行き来しているという理論です。

　経験は「あんなことがあった」「こんなことがあった」という「現象」です。その経験を受けて「あれは何だったのか」「どうして私はこういう言動をしたのか」と内省するのが「表象」だと私は解釈しています。この段階で仮説を立てて行動することで、「実はこういうことだった」という「抽象＝本質」に人はたどり着きます。

　反対に、教科書などに「本質」が書かれていたら、「これはどういうことだろう？」と内省（表象）して仮説を立て、経験する（現象）というように、人間はこの三段階を行ったり来たりして思考を深めていくといわれています。

　経験したことに対する**内省を繰り返していくと、全体を見る力（俯瞰**

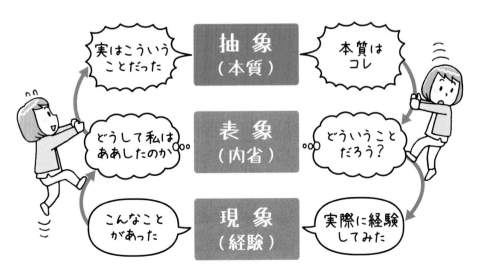

人間は考える際に「現象」「表象」「抽象」の三段階のレベルを行き来しているといわれている

する力）も養われていきます。内省する力を鍛えることは、物事の本質を見る力や全体を見る力を身につけること、そして自分自身の管理スタイルを発見することにつながっていくのです。

「全体を見る力」とは

　「全体を見る力」とは、起こった出来事だけを見るのではなく、俯瞰して関連する物事全体を見る力のことです。「蟻の目・鳥の目」（52ページ参照）の「鳥の目」で見る視点、大局的に物事をとらえる視点です。加えて「共通のことを見出す力」も大事です。言い換えると、視野を広くして観察する視点と言えます。たとえば病棟で何か問題が起こったときに、病棟内で対策をとって終わりにするのではなく、別の病棟でも同じような問題が起こっていないかを確認します。共通の問題であれば、「全体として改善していく必要があるのでは」というように課題が見えてくるのです。

📖 引用・参考文献 ⋯⋯⋯⋯⋯⋯⋯⋯⋯⋯⋯⋯⋯⋯⋯⋯⋯⋯⋯⋯⋯⋯⋯⋯⋯⋯⋯⋯⋯⋯⋯⋯⋯⋯⋯⋯⋯⋯⋯
1) Michael, ML. et al. The Carrer Architect Development Planner. 1st. Lominger, 1996.
2) 庄司和晃. 認識の三段階連関理論. 東京, 季節社, 1994, 295p.

Reflection 〜自由に書き出してみましょう〜

▷最近、仕事中に気になった出来事をストーリーで考えてみませんか。

もう一人の自分と対話しながら
物事を深掘りして、
問題の本質を探っていきましょう。

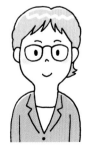

本から得たことを自分の糧とする

KeyPoint

「読書」は看護管理者の成長に不可欠です。本を読むことは、そこに書いてある他者の経験や知恵を参考に自身の考えを整理できたり、新しい発想を得るヒントとなります。自分の興味・関心事にアンテナを立てて、さまざまなジャンルの本を読みましょう。

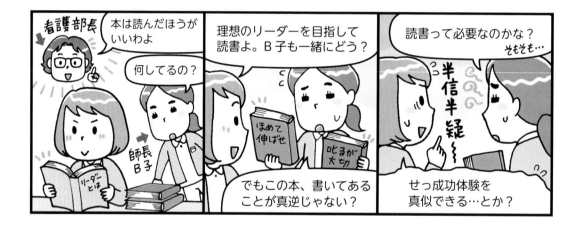

読書のポイントは「書いてあることを鵜呑みにしない」

　　前項の8ページで「70：20：10の法則」の話をしました。リーダーとして成長するために役立ったと思われる要素ごとの割合は、「実際の仕事経験」が70%、「他者との社会的な関わり」が20%なのに対し、講義形式の研修や読書などの「公的な学習機会（座学）」はわずか10%だったという調査内容です。「その程度なら座学は必要ないのでは？」と思われる人もいるかもしれませんが、決してそうではありません。有効性の差はありますが、「経験」「関わり」「座学」の3点はどれも看護管理者の成長には欠かせないものであると私は考えています。

　　座学で私が重視しているのは「読書」です。仕事上の経験はリーダー

にとって最も大切な宝となるものですが、それはあくまで自分一人が経験したことです。しかし本には他者の経験や知恵がたくさん詰まっており、しかもそれを自由に得ることができます。

　ただしここで注意したいのは、本に書いてあることを「鵜呑みにしない」ことです。たとえばリーダー本やマネジメント本には成功体験や成功方法などが書かれていますが、それらはあくまで他者の過去の経験を書いたものです。皆さんはこれから看護師長として未来に向かって自病棟をマネジメントしていかなければなりません。**未来を見すえて行動していくためには、本の中にある他者の過去の経験を参考にしつつも、それを踏まえて自分はどうマネジメントの舵を切っていくかという、自身の考えが必要**なのです。

　本は考えを整理するのに役立てたり、新しい発想を生むきっかけとして活用していきましょう。

本から得たことを経験や関心事と結びつける

　読書のよさの一つに、自分が経験したことや自分の考え・関心事などを裏づけてくれるという点があります。

　生まれたばかりの赤ちゃんがミルクを飲んだ後や寝入りばなに、ニコッとほほ笑んだような表情をすることがあります。新生児微笑といわれる神経反射ですが、助産師として働いていたころ、私たちはこれを「天使のほほえみ」と呼んでいました。その後に読んだ本[1]に、「人間はお腹の中にいるときから笑う練習をしている」「人間は一人では生きていけず、関係性を持って生きている動物だからである」といったことが書かれていました。私は人をまとめて仕事をしていくことや、人と人との関係性にずっと関心を持ち続けています。その本を読んだときに、「人間はやはり生まれながらにそのような特性があるのだ」「ほほ笑むのは人間にとっては関係性が重要だからだ」と、自分の経験や関心事を裏

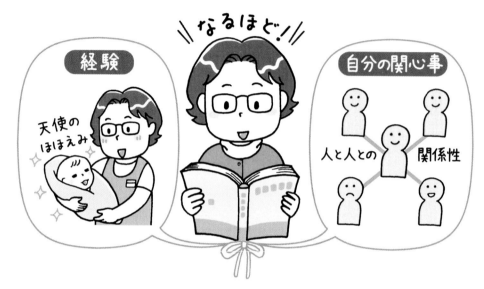

読書は自分の経験や関心事を裏づけてくれる

づけてもらったように思いました。そしてそこから、仕事をする際に部下や周りの人とより良い関係性を築くためにはどうしたらよいかという考えへと発展させていき、コミュニケーションの取り方を意識するなど、実践に反映していきました。

　本は流し読みでも構いません。**読んだ際に気になったことや関心を持ったことを頭の片隅に置いておきましょう。**ふとしたときに「そういえばあの本に書いてあった」「あれはこのことだったのか」という、気づきや発見につながっていくはずです。

本との出会いは「心にひっかかる」を大切に

　では、どのような本を読めばよいのでしょうか。自身の専門領域に関係のある本はもちろんですが、それ以外にもさまざまなジャンルの本を読むといいでしょう。手あたり次第に読むというよりは、関心がある内

容や、なぜか「心にひっかかる本」を手に取ってみることをおすすめします。

大きな影響を受けた一冊

　私は今までにさまざまな心にひっかかる本と出会ってきましたが、そのうちの一つに、時実利彦氏の『人間であること』[2] があります。その究極的なタイトルに惹かれて手に取った本です。本の中に「人間はただ生きているだけではなく、"よりたくましく""よりうまく""より良く"生きてゆこうとしている」といったことが書かれている節があります。人間の原点は「より良く死ぬこと」ではなく「より良く生きること」にあること、命が途絶えるまで人間はより良く生きようとしているということは看護の仕事の中で経験してきたことですが、この本と出会ったことにより常に頭の片隅にこの考えがあります。そしてベッドサイドで患者と関わるときは、いつもこの言葉が頭に浮かんでいました。

最近、心にひっかかった話

　最近心にひっかかったのは、（本ではありませんが）ある記事の内容です。それはポジティブリストとネガティブリストの話で、「ポジティブリストはリストにあげられていることしかしてはいけないということで、ネガティブリストはリストにあげられていること以外は自分の判断で何でもしてもよいということ」というものでした。この話を読んだときに、これは医療現場における「マニュアル」に対する考え方に置き換えることができると考えました。つまりマニュアルには、「マニュアルにあることしかしてはいけない」という考え方と、「マニュアルにあること以外は自分の判断で工夫してもよい」という二通りの考え方があると思ったのです。しかしなぜ私はこの記事からマニュアルの話を想起したのだろうかと内省したところ、看護師にマニュアルを教えることに関して「マニュアル人間になったらどうしよう」という抵抗感を持つ人も

多いのですが、「実際のところはどうなのだろう？」という思いが頭の片隅にあったためだと気づきました。

本は出会いです。「心にひっかかる」本には必ず何かがあります。アンテナを立てていれば、自分が必要とする本に出会えるはずです。

本は希望や元気を与えてくれる！

NTT東日本関東病院で助産師として働いていたときに、自身のキャリアに思い悩んでいた時期がありました。うつうつとしていた日々の中で出会ったのが、『希望の血』（サミュエル・ピサール著、国弘正雄・川瀬勝訳／講談社）という本でした。12歳でアウシュヴィッツ収容所に送られた少年が奇跡的に生き延び、のちに国際弁護士となった自伝的ノンフィクションなのですが、この本を読むとなぜか本当に希望が湧いてきたのです。人間の「生き抜く力」にワクワクしたからでしょうか。今でもときどき読み返して、勇気や元気をもらっています。

📖 引用・参考文献
1）川上清文ほか. ヒトはなぜほほえむのか：進化と発達にさぐる微笑の起源. 東京, 新曜社, 2012, 180p.
2）時実利彦. 人間であること. 東京, 岩波書店, 1970, 224p.

Reflection 〜自由に書き出してみましょう〜

▷最近、読んだ本で心にひっかかる本はありましたか？

心にひっかかる本は
あなたの人生を変えることに
なるかもしれません。

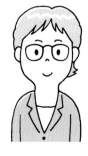

▷▷ 師長力を磨く 7 箇条　その3
出会いを大事にする

KeyPoint

人や物事との出会いは不思議なものです。なぜそのときに、その人や物事と出会うのかはわかりませんが、出会いには自分の意識や世界観を大きく変えてくれるものがあります。「感性」を研ぎ澄ませて"これぞ"という機会を大事にし、自身の成長へとつなげていきましょう。

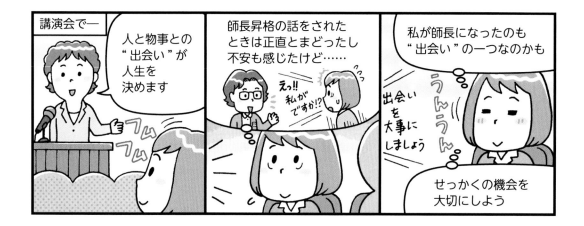

「人と物事との出会い」がその人の人生を決める

　看護師長に任命された人の中には「選ばれるなんて思ってもみなかった」という人もいるでしょう。たまたまポストが空いたからということなのかもしれません。もしくは確固たる理由があったのかもしれません。「どうして自分が選ばれたのか」は、簡単にわかることではないでしょう。しかし一つ言えるのは、**「あなたは看護師長となる"タイミング"と出会った」**ということです。

　「人」との出会いも不思議です。私は人と出会って話をする際は、出会いの中に新しい世界を見ています。今まで見たことがない景色を見せてもらったり、見えていた景色が違って見えてきたり、その人が私自身

の世界を広げてくれるようにも思えます。

「人と物事（タイミング）との出会いが、その人の人生を決めていく」と言っても過言ではありません。人と物事との出会いほど、不思議で大切なものはなかなかないように思います。そのときはわからなくても、「あのときにあの人と出会ったからだ」と、あとから振り返って気づくこともあるものです。出会いで人は自己を発見し、また自分の世界が広がったり変化していきます。

ですからとくに看護管理者には、「出会い」を大事にしてもらいたいと思っています。人でも物事でも**「大事にすべき出会い」**というものがあります。「この人と話してみたい」「これをちょっとやってみようか」という予感や、なぜか惹かれる感覚というものがあると思います。**「惹かれる感覚＝感性」に敏感になってください。そしてその出会いに関心を持ち、積極的に関与してみてください。**

私の人生の転機となった二つの出会い

私には人生の大きな転機となった二つの出会いがあります。

自身の管理者人生に影響を与えた出会い

一つはNTT東日本関東病院に勤務して10年目（30代）のときに、労働組合の役員に選ばれたことです。それまで助産師としてキャリアを積んでいたものの、その後のキャリア形成に悩んでいたころのことでした。活動を通して病院内外の他職種の人たちと関わることになったのですが、これが外から看護のことを見る貴重な機会となりました。そこで理解したのは、他職種は思っている以上に看護のことを知らないということ、他職種に何らかの対応を求めたいならば、主張するだけではなく、説明の仕方に工夫が必要であるということです。また、それまでは目の前のケアを必死に行っていましたが、病院は「経営」を行っている

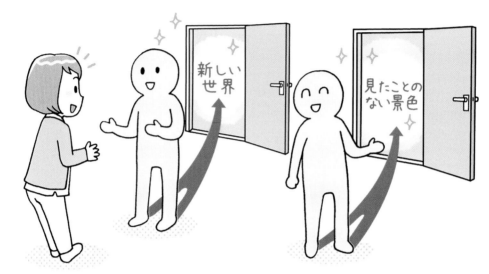

人や物事との出会いから「違う世界」が見えてくる

ものだということを実体験として学び、同時に病院が目指している方向
性も見えたのです。この出会いは、以降の私の管理者人生に大きな影響
を与えました。

「看護とは何か」を考えるきっかけとなった出会い

　もう一つの出会いは、同病院で産婦人科の看護師長をしていたときの
ことです。ある日一人の看護師から次のような看護観を聞く機会があり
ました。「看護とは、患者が亡くなるまで、患者自身でできることをで
きるだけ自分でできるようにサポートし、できないことは（私たちが）
支えるということだと思います」。彼女の話を聞いて、私は今まで自分
が「看護」というものを真剣に考えてきたのかどうかを考えさせられ、
明確な看護観を持っていないことに初めて気づいたのです。この出来事
がきっかけで、私は「看護とは何か」を繰り返し自問自答するようにな
りました。また、看護の本も読み漁りました。そして答えは一つではあ

りませんが、「看護とは、患者の生きる力を引き出すこと」ではないかとの考えを持つに至りました。「看護とは何か」について語った看護師との出会いが、私の意識に大きな変革をもたらしたのです。

＊

　人や物事との出会いは、8ページで紹介した「70：20：10の法則」の「経験」にも通じます。同法則の「経験」「関わり」「座学」の3つは個別に存在するのではなく、それぞれをバランスよく得ていくことで相乗効果を発揮します。その結果、リーダーとして成長していけるのだと思います。

リーダーは出会いで自分の世界を積極的に広げていこう！

　「出会いで世界を広げる」という意味では、人との関わりを意識的にたくさん持ち、人脈や知識を広げていくことも看護管理者には求められているといえます。たとえばスタッフのキャリア形成を支援する際、看護師長自身の世界が狭いと、どのようなキャリアパターンがあるのか、どこで研修を受けるのが最適か、誰のもとで何について学ぶとよさそうかといったことを提供する選択肢の幅を広げることができません。

　看護管理者には、さまざまなところ（看護関係の学会、看護以外の学会、編集者や記者たちとの勉強会など）へ足を運び多くの人と関わることで、学びながら自分の世界をどんどん広げていってほしいと思います。

問題解決方法を考える訓練をする

KeyPoint

問題が発生した際は「どちらが正しいか／どちらが間違っているか」という対立軸でとらえがちですが、それでは本質的な問題解決はできません。その二極の間には多くの答えがあり、その答えをどれだけたくさん見つけられるかによって師長力に大きな差が出ます。

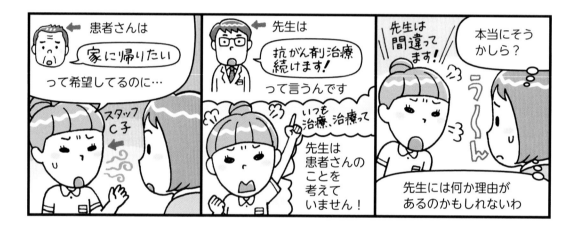

問題解決にどう向き合うか

　　患者からのクレーム、医師とのトラブル、看護スタッフ同士のもめごと、超過勤務、インシデント・アクシデント、倫理的な問題など、看護師長のもとには日々さまざまな問題が舞い込んできます。それらを解決するのは看護師長の重要な仕事の一つです。しかし問題解決に臨んだものの「本当にこの解決方法でよかったのか」と悩んだり、「問題がもっと複雑になってしまった」と行き詰まったりすることがよくあると耳にします。**問題を適切に解決するためには多角的なものの見方や考え方を通して、問題の本質的な原因を見極めていくことが必要**です。

「1か0」の二極で物事を判断しない

　たとえば、がんで入院している患者が「自宅に帰りたい」と強く望んでいるとしましょう。しかし医師は「このまま抗がん剤治療を続けましょう」と言っています。看護師は「あの先生は治療のことしか考えていない」「患者さんの生活を見ていない」と訴えてきます。よくある医師と看護師の対立パターンといえます。

　その際に看護師長が多角的なものの見方や考え方ができないと、「あの先生はわかっていない」という看護師の発言に同調してしまい、「医師が悪者、看護師が正しい」という「1か0」もしくは「イエスかノー」の二極で物事を判断してしまうことになります。

　しかしここで、「先生は本当に患者さんのことを考えていないのだろうか」「もしかしたら抗がん剤治療で腫瘍マーカーが下がってきている傾向があり、もう一息と考えているのかもしれない」「まずは先生に抗がん剤治療を続ける理由を聞いてみよう」など、別の視点で物事を考えることができれば、問題の本質にたどり着ける可能性が高まります。

　「自分が間違っているか、相手が間違っているか」という対立軸で物事をとらえ続けていると、管理者もスタッフも精神的に疲弊します。**1と0の間には多くの答えが存在します。その答えをいかに多く見出していけるかが、看護師長には求められているのです。**

「複数の解決方法を考える訓練」を習慣づけよう

　1と0の間にある多くの答えを見つけ出すには「訓練」が必要です。そこで、「一つの問題に対して複数の解決方法を考える」訓練を今日から始めてみましょう。

考えてみよう：雨が降ってきたら？

　たとえば「仕事が終わって帰ろうとしたら大雨が降っています。あなたは傘を持っていません。さて、どうしますか」という問いかけについて考えてみてください。まず一つの方法として「濡れてもいいから走って駅まで行く」があります。ほかはどうでしょうか。「置き傘がないか確認する」「天気予報アプリを見ると雨雲が去りそうだから待つ」「車で来ている同じ方向に行く人を探して送ってもらう」など、できる限りたくさん挙げてみましょう。

考えてみよう：子どもが手を洗わない

　「子どもが家に帰ってきてすぐに手を洗いません。手を洗ってもらうにはどうすればよいでしょうか」という問いかけについても考えてみてください。「手を洗ったらお菓子をあげる」「手についているばい菌の話をする」「子ども自身に"どうしたら手を洗いたくなるか"を考えてもらう」など、さまざまな案が出てきそうです。

　その中で、手を洗わない理由を子どもに聞いてみるのも一つの手です。「学校で洗ってきたからもういいと思っている」「玄関でアルコール消毒をしたから必要ないと思っている」「なぜ手を洗わなければいけないのかがわからない」など、想像もしていなかった答えが返ってくるかもしれません。そして次の段階として、子どもの返答を受けて、あらためてどのような解決方法が見出せそうかを考えていくのです。

　この訓練は、普段見聞きするニュースを題材にしたり、日々のスタッフとの雑談の中でも行うことができますので、ぜひ意識してやってみてください。

＊

　患者もスタッフも十人十色です。それぞれに合ったケアや対応を行うには、看護師長がさまざまな解決方法を持っている必要があります。だ

からこそ日々訓練をして、柔軟に物事を見る力・問題の本質的な原因を見る力を養っていってください。

早速、訓練してみよう！

＜訓練1＞
あなたが看護師長を務めることになった病棟では、超過勤務が多く、スタッフが疲弊しています。さて、どのような解決方法が考えられそうでしょうか？

＜訓練2＞
看護師長であるあなたが「こうしたい」と思うことに対し、病棟に長く勤務する年上のスタッフがすべて反対します。さて、どう対応したらよさそうでしょうか？

【訓練1の解決方法の例】
1．最も超過勤務が多いスタッフに残業をやめさせてひとまず休ませる
2．「残業しないようにしよう」「17時で帰ろう」とスタッフに声をかける
3．何が原因で超過勤務が起こっているのかを分析する　など

【訓練2の解決方法の例】
1．話をよく聞く
2．「あなただったらどうする？」と、そのスタッフに意見を求める
3．すべてに反対しているのか、部分的に反対しているのかを分析する　など

▷▷ 師長力を磨く 7 箇条　その5
二つの世界を持つ

KeyPoint

就業時間内に仕事が終わらないからと持ち帰り作業をしたり、週末も頭から仕事のことが離れなかったりと、仕事漬けの毎日を送っている看護師長もいるでしょう。しかし管理者になったからこそ意識して持ってほしいのが、仕事とは別の「もう一つの世界」です。

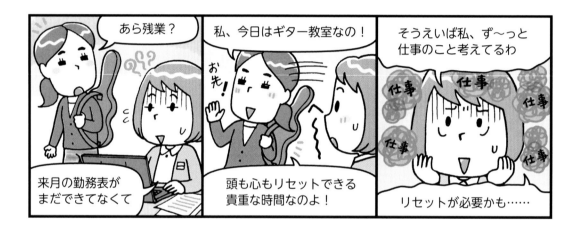

私を支えてくれた「もう一つの世界」

　あるウェブ記事に、銀座の接客業の方たちに向けたアンケートの話がありました。「どういう人が企業のリーダーとなっていったか？」という質問に対する答えでいちばん多かったのが、「二つの世界を持つ人」だったそうです。私の経験上でも、二つの世界を持つことが管理者にとっては非常に重要であると考えます。

　私は看護の世界に入って数十年経ちます。管理者としては病院・大学を合わせて 48 年です。その間に私を支えてくれたのは、もう一つの世界である「読書」でした。読書をしているときは仕事のことを忘れて本の世界にどっぷり入ることができます。**頭から仕事のことを切り離して**

リセットすることで新たな活力が湧き、その結果、仕事を続けてこられたように思います。

二つの世界を持つ効果とは

　私が初めて二つの世界を持つ重要性を感じたのは、NTT東日本関東病院で看護師長の職に就いていたときのことです。「病棟の看護の質を向上させるためには経営の知識が必要」と感じており、その知識を得るために青山学院大学経営学部の第二部（夜間）に入学しました。日中は看護師長として働き、夕方から大学へ通うという二足のわらじを履く生活で、大学へ向かう道すがらは「スタッフに申し訳ない」と、いつも後ろ髪をひかれる思いでした。しかし病院の最寄り駅に着き電車に乗ったとたん仕事のことは頭から吹き飛び、大学のことだけに集中する自分がいたのです。

　仕事のほかに集中できる何かを持つことで、脳に余白ができ、新しい発想が生まれるように思います。また仕事以外のことに集中すること

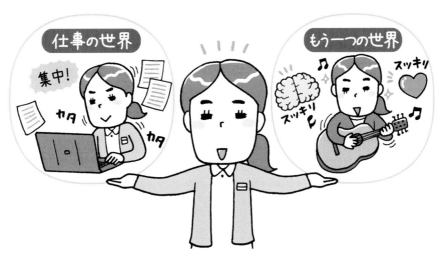

看護管理者には仕事以外に集中できる世界があることが大事！

で、前述しましたが頭や気持ちがいったんリセットされ、心の自浄作用にもつながります。**二つの世界を楽しみ、コントロールすることで、人間性の幅も仕事の幅も広がる**のではないかと考えます。

多くの看護管理者はもう一つの世界を持っている

この話をすると、「別の世界を持ちたくても、忙しくて余裕がない」という声をよく耳にします。しかし、認定看護管理者向けの講義で講師を務めた際に話を聞いてみると、もう一つの世界を持っている人が意外に多い印象がありました。ジムに通っている、フラダンスをたしなんでいる、楽器を演奏している、料理に凝っているなど、看護管理者は実にさまざまな世界を持っているのです。ちなみに私が現在夢中になっているもう一つの世界はハイキングです。新型コロナウイルス感染症の蔓延で大勢で行くことは難しくなったため、数人の友人と一緒に歩き、植物や昆虫の写真を撮ることに没頭しています。

病棟のリーダーである看護師長には、看護とは別の集中できる世界をぜひ持ってほしいと思います。

もう一つの世界がある看護管理者の姿は魅力的

認定看護管理者向けの講義で「もう一つの世界」の話を聞いたとき、皆さんが生き生きと話す姿が印象的でした。また、もう一つの世界を持っている看護管理者からは、人としての豊かさや余力を感じました。「眠ることでリセットする」という話もよく聞きますが、疲れは軽減できても頭や気持ちをリセットするのは難しいように思います。30分でもいいので没頭できる何かを見つけることをおすすめします。

Reflection　〜自由に書き出してみましょう〜

▷**あなたは二つの世界を持っていますか？**

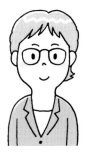

仕事とは別の
もう一つの世界を持つことで、
仕事とプライベートの
メリハリがつきます。

スタッフファーストで考える

KeyPoint

看護の現場では「患者中心」とよく言われます。たしかに看護は患者のために行われるものです。しかしここで発想の転換をしてほしいと思います。「患者の回復や健康」というゴールに向かって日々業務を行っているのは誰でしょうか。看護師長がいちばんに考えるべき相手は誰なのでしょうか。

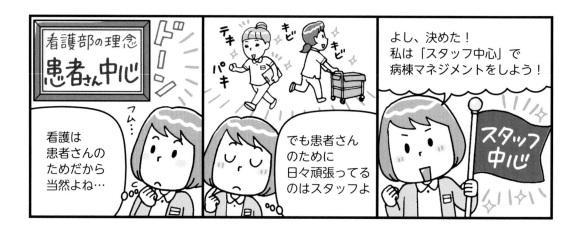

ゴールを達成するための主役はスタッフである

　看護が目指すゴールは、患者の回復であり健康です。ですから私たちは「患者中心」という言葉をよく口にします。病棟を取り仕切る看護師長においても、患者を中心にすえて管理業務を考える傾向があるように思います。しかし**看護師長が中心にすえて考えるべきは、実は「スタッフ」です**。なぜなら患者の回復や健康というゴールを達成するために業務を行う主役は、ほかでもないスタッフだからです。

スタッフとおしゃべりしよう

　目指すゴールを達成するためには、主役であるスタッフ全員の持てる力を結集しなければなりません。そこで看護師長には、スタッフ一人ひとりの能力（長所）を見出すことが求められます。スタッフの持てる力を見出したら、活躍できるよう支援する。これが看護師長のやるべきことです。

　またスタッフは、看護師長にはない発想や知恵を持っています。スタッフの発想や知恵を借りるために、「**スタッフとおしゃべりすること**」をおすすめします。『こうやって、考える。』[1)] で外山滋比古氏は、「人間は『"おしゃべり"で賢くなり、未知を拓いてきた』のである」と述べています。スタッフとおしゃべりするうちに、新しい発想や仕事のヒントを得ることができるかもしれません。

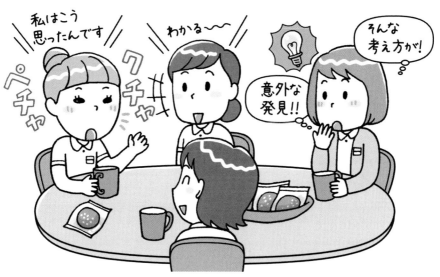

スタッフとおしゃべりして発想や知恵を借りよう

「おしゃべりする場」は看護師長がつくる

　「おしゃべりするといっても、仕事中にスタッフと話す機会がなかなかない」「コロナ禍で病院では黙食が遂行され、気軽に話をできる場がない」と思われるかもしれません。しかし工夫をすれば、場をつくることは可能です。

　私は病院の看護部長時代に、師長会議とは別に、看護管理者が集まって話をする「ワイガヤ会議」というものを開催していました。テーマは設けず何でもいいからしゃべろうと、看護師長や主任が集まって、患者とのことや最近気になっていることなどを言い合う時間にしました。おしゃべり中は誰も話の内容を否定しないことを前提として、とにかくしゃべり合うことを意識しました。師長たちは集まることを面倒に思っていたようですが、いったんしゃべり出すと楽しいようで、毎回盛り上がっていたように思います。実は仲間で話すことにより生まれる「仲間感」が心地いいのです。群がること＝「集団欲」はたくましく生きていくための本能であり、大脳辺縁系から生じるといいます[2]。

　このような時間を意識的につくることは、心理的安全性を保った環境で新しいものが生み出されていく一つのきっかけにもなるのではないかと思います。何よりたわいないおしゃべりは、頭がほぐれ、ちょっとした楽しみにもなります。日々の仕事の中にそのような時間をつくるのも大事なことだと考えます。

📖 引用・参考文献
1）外山滋比古. こうやって、考える。. 京都, PHP 研究所, 2021, 183p.
2）時実利彦. 人間であること. 東京, 岩波書店, 1970, 70.

Reflection　〜自由に書き出してみましょう〜

▷スタッフの前で話す「おもしろい話」を一つ考えてみましょう。

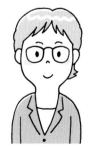

おしゃべりの前段階として、
アイスブレイク的に活用してみてください。
スタッフの気持ちがほぐれて
本音が出てくるかもしれません。

できるだけスタッフに任せる

KeyPoint

看護師長が現場の業務を行うと、師長本来の仕事ができなくなるだけでなく、スタッフの成長の機会を奪うことにもなります。「自分は何をする人なのか」ということを常に考えて、業務遂行型の病棟運営ではなく「成長志向型の病棟運営」を目指しましょう。

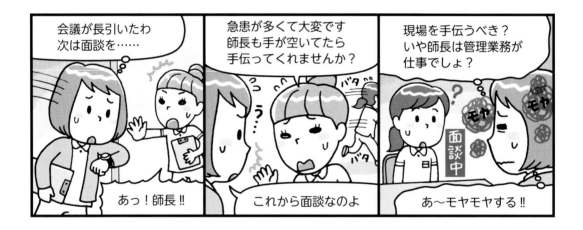

会議が長引いたわ
次は面談を……

あっ！師長‼

急患が多くて大変です
師長も手が空いてたら
手伝ってくれませんか？

これから面談なのよ

現場を手伝うべき？
いや師長は管理業務が
仕事でしょ？

面談中

あ〜モヤモヤする‼

看護師長の「本来の役割」は何か

　「現場が好き」という看護師長がいます。私が看護部長を務めていたときも、病棟を回っていると、スタッフがナースステーションで談笑しているかたわらで、看護師長がベッドパン（便器）を持って走りまわっている姿をよく見かけました。

　現場の業務をするかしないかは人それぞれの管理スタイルなので、すること自体をダメとは言いません。しかし私自身は、看護師長はできるだけ現場の業務から離れてスタッフに任せるべきだと考えています。なぜなら、**看護師長に求められている役割は現場の業務をすることではなく、「病棟のマネジメント」**だからです。つまり、スタッフの仕事のや

り方を見て、スタッフに意見を聞きながら病棟の問題点を抽出し、自身が設定した病棟目標の達成に向けて、優先度をつけて手を打っていくことが求められているのです。その他にも物品調達や他部署・他職種との交渉など、看護師長がやるべきことはたくさんあります。**現場の業務から離れなければ、これらの管理業務をこなすことはなかなかできないと**考えます。

骨のある看護管理者でいよう

　看護師長が現場の業務に入ると、次のような弊害も発生します。

　私が看護師長を務めていたときの話です。看護補助者が各病室のシーツ交換を行う際、シーツの載ったワゴンを必ず私が座っている席から見える位置に置いていくのです。一人でシーツ交換をするのは大変です。二人でやればすぐに終わるので、シーツが載ったワゴンを見ると、私もつい声をかけて手伝いたくなります。しかしそこで手伝ってしまうと、

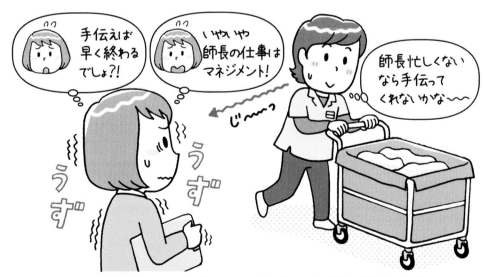

現場業務を手伝いたくなる状況において、「やらない選択」ができるかどうかが試されている

その日から私はその看護補助者にとって「シーツ交換を一緒にする人」になります。現場の業務を行う一人としてカウントされるのです。しかしそれはマネジメントではありません。看護師長が病院から求められている役割は、「シーツ交換をする人」ではないはずです。

また、そこで看護師長が手伝いに入ることにより、その看護補助者の**成長の機会を奪う**ことにもなります。二人でシーツ交換をすることで、「一人でシーツ交換を効率的にやるにはどうしたらよいか」と考え、実践する機会をその人は失うからです。

現場の業務を手伝いたくなる状況はたくさんやってくるでしょう。そこで「やらない」選択ができるかどうか。つまり**「骨のある看護管理者」**でいられるかどうかが試されているのです。

スタッフに好かれようとするな

　スタッフによく思われたいからと、つい現場業務を手伝ってしまうという看護師長もいるでしょう。しかし管理業務も現場業務もフルパワーでやっていては疲弊してしまいます。心が揺らぎそうになったときは、「自分の役割は何なのか」ということをあらためて考えてみてください。

Reflection　〜自由に書き出してみましょう〜

▷ **あなたはスタッフの仕事を手伝いたくなるタイプですか？**

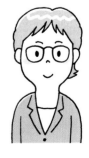

現場業務を
手伝いたくなったときこそ正念場。
どこまでスタッフに任せることが
できるかが問われています。

▷▷ 看護師長の内示を受けたら

すべきこと&心がまえ

内示〜就任初日にすべきこと&心がまえ

> **Tips**
> ---
> ・「3・3・3・3の法則」で考えよう
> ・初日のあいさつは明るく元気よく！

「3・3・3・3の法則」で考えよう

「3・3・3の法則」というものがあります。私がこの法則を初めて知っ
たのは、足の指を骨折したときです。友人が「3日しんどい、3週間経
つと骨が固定してよくなってくる、3カ月経てばほぼ完治」という意味
で教えてくれました。この法則はビジネスにおける考え方やサバイバル
下で生きるのに必要な条件など、さまざまに解釈されて使われているよ
うです。そこで私は独自に「3・3・3・3の法則」というものを考えて、
副学長を務める東京医療保健大学の卒業式で、学生へのはなむけの言葉
として次のようなメッセージを送りました。

「就職したら、まず3日頑張れ。3日頑張ったら3週間頑張れ。3週間
頑張ったら3カ月頑張れ。3カ月頑張ったら3年頑張れ。そうしたら必
ず何かが見えてくる」

はじめて管理者になる新人師長の皆さんにもこのメッセージを送りま
す。「まずは3日」と考えて頑張ってみてください。

初日のあいさつは明るく元気よく！

就任初日の朝、最も大切なことは「明るく元気にあいさつする」こと
です。私もそうでしたが、スタッフの反応が気になったり照れくさかっ

たりして、あいさつを無表情で済ませてしまいがちです。しかし大きな声できちんとあいさつすることが**リーダーに求められる所作**です。「本日から師長になりました○○です」「頑張っていきますのでよろしくお願いします！」と、笑顔で元気よくあいさつしましょう。

　また、就任のあいさつでは、看護師長としてこの病棟をどのようにしていきたいと考えているかについて、一言加えておくことが大事です。いわゆる所信表明です。その際のポイントは、**難しい言葉や横文字をなるべく使わず、" わかりやすい言葉 " で伝える**ことです。たとえば、「皆が楽しく働ける病棟にしていきたいと思います」「何かあったときには皆で解決する病棟にしたいと思います」「皆さんが元気に働けるよう最善を尽くします」など、端的に伝えるようにしましょう。

就任初日以降〜1カ月間にすべきこと＆心がまえ

Tips

・スタッフと病棟を知ることに専念する

スタッフと病棟を知ることに専念する

　就任した日から1カ月間は、あえてほかの仕事はせずに、スタッフと病棟のことを知る作業に専念しましょう。「1カ月も仕事をしないなんて」と思われるかもしれませんが、大丈夫です。看護師長がいなくてもスタッフは仕事をどんどん行ってくれるので、よほど大きな問題が発生しない限り現場の業務は滞りません。

　その間に皆さんは、スタッフ一人ひとりから話を聞いていきましょう。一人10〜15分でもいいので面接をして、スタッフ自身のこと、この病棟でいいなと思うこと、反対に少し改善したいと思うことの最低三

つは質問します。たとえば、「あなたはこの病棟で働いてどれくらい経ちますか」「この病棟でいいなと思うところはどんなところですか」「この病棟でちょっと直したいと思うところはありますか」「あなた自身はこの病棟で何をしていきたいですか」といった具合です。改善点ばかりをヒアリングすると、「この師長は病棟のすべてを変えようとしているのではないか」とスタッフに不安を与えます。**よいところと改善したいところの両方を聞くのがポイントです。**

　また、その際はメモを取り、「早く手を付けたほうがよさそうな問題」「少し状況を見たり、調べたほうがよさそうな問題」「手を付けなくてもよさそうな問題」の三つに分けて今後の対策を考えていきましょう。

PickUp！

　数名の看護師長に「新しい病棟に就任してすぐに何をしましたか？」と聞いたところ、やはり「まずはスタッフのことを知るようにしました」という答えが返ってきました。その中でスタッフの氏名や生年月日、家族背景から各スタッフとの会話の内容に至るまでをメモしているという人もいました。そしてスタッフとの会話の中で、以前に話したことや家族のことに触れるなどして、このメモを活用しているとのことでした。スタッフとの関係性構築のために細やかな努力をしている様子がうかがえます。

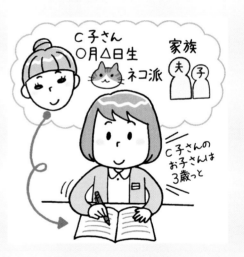

就任1カ月後以降にすべきこと&心がまえ

Tips

・まずは一つ、問題解決に着手しよう
・1日の業務の中で「メリハリ」をつくっていこう
・「べき論」ではなく本音で話そう
・ときどき立ち止まって内省しよう

まずは一つ、問題解決に着手しよう

　スタッフ一人ひとりからヒアリングして病棟の問題点をいくつか抽出したら、まずは一つ、「早く手を付けたほうがよさそうな問題」の解決に着手しましょう。スタッフは看護師長がすべての問題を解決できるとは思っていませんが、一つでも問題解決に向けて動いてくれると、「私（私たち）の話を聞いてくれた」と、看護師長に対する信頼度が上がります。**スタッフから話を聞いたら次はスタッフに見えるかたちでアクションを起こす**、というプロセスを踏むことが重要です。

column

変えるときはちょっとずつ

　「看護師長になったからにはすぐに結果を出さなければ……」と、一気に物事を変えようとする人がいます。気持ちが急くのはわかりますが、何事も一度に行うのは難しいもの。富士山の一合目から登るような気持ちで、一歩一歩、改善や改革を進めていくというスタンスを持つことが大切です。

1日の業務の中で「メリハリ」をつくっていこう

　看護は人対人の仕事であり、感情労働です。日々さまざまな感情にさらされ続けていると、しんどさや苦しさ、やりきれなさなどの感情が職場に停滞していきます。そんな**職場の雰囲気をコントロールするのも看護師長の仕事**です。たとえば朝出勤した際に「今日は17時に終わるよ」と一声かけたり、大変なことがあった日は「今日は大変だったけれど、皆、頑張ったね」と一言ねぎらうなどです。そのような声かけを心がけることで、一日の流れにリズムをつけることができます。

　また、スタッフがその日に感じたモヤモヤをちょっと吐き出せる場をつくることも重要です。終業前の5分程度でよいので、「今日、気になったことはある？」とスタッフに聞いてみましょう。誰も言い出しそうになければ、「私はこのことが気になったんだけど」と看護師長が率先して話し、「○○さんは気になったことはない？」「患者さんのことでも仕事の仕方でも、何かあったら言ってね。なかったら終わるから」と、気軽な雰囲気を意識して聞いていきます。朝出勤してから淡々と仕事をし続けて、時間になったら「お疲れさまでした」と帰るのではなく、**看護師長の声かけで一日の中に「メリハリ」をつくっていく**とよいでしょう。一日の業務にメリハリをつけるようなマネジメントをしていくと、自然と病棟の雰囲気が明るくなるのではないかと思います。

「べき論」ではなく本音で話そう

　「リーダーは本音で話せ」とよく言われますが、私もその通りだと思います。本音で話をしなければ部下は動いてくれません。しかしこの「本音で話す」という意味のとらえ方が、人によって異なるようです。皆さんはどのようにとらえているでしょうか。「人員不足を訴えたけれど、看護部長に受け入れてもらえなかった。皆、ごめんね。私も正直す

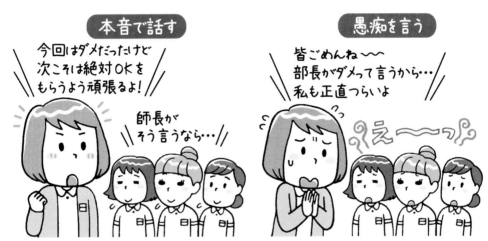

「本音」と「愚痴」は違う。本音で話すとは、リーダーの意思や思いを伝えること

ごくつらいよ」と自身の感情をさらけ出して伝えることと考えていた
ら、それは間違いです。**世迷言（愚痴を言うこと）と本音は違います。**
本音で話すとは「リーダーの本気の意思や思いを伝える」ということで
す。たとえば「今回はどうしてもダメだったけれど、次は絶対に受け入
れてもらえるように頑張るよ」といったようにです。

　私が看護部長を務めていたときの話です。私のある提案に対し、どん
なに頼んでも看護師長たちが首を縦に振ってくれないことがありまし
た。悩んでいた私に、ある看護師長が「看護部長、皆に頼めばいいんで
すよ」と言ってきました。「だから頼んでいるじゃない」と言うと、「そ
れは"病棟のリーダー（師長）はこうするべき"として言っていますよ
ね。そんなことは最初から皆わかっていますよ」と言うのです。そこで
次の師長会議で私は「皆、申し訳ない。しんどいとは思うけれど、どう
しても協力してほしい」と伝えたところ、なんと全員が承諾してくれた
のです。この経験から、「べき論」を振りかざしても部下は動かない、
管理者の心からの訴えや意思をいかに伝えるかが大事なのだということ
を痛感しました。病棟を管理するうえでも同じです。**看護師長の意思を**
感じられる本音がスタッフを動かすのです。

ときどき立ち止まって内省しよう

　　管理業務にも少しずつ慣れて日々慌ただしく過ごしているときに、ぜひ意識してやっていただきたいことがあります。それは、「ときどき立ち止まって自分を振り返り、内省すること」です。忙しい日常の中にいるとアクセルを踏み続けていることすら忘れてしまいます。そこで**意識的にブレーキを踏み、「私は今どんな気持ちになっている？」と内省してみます。**すると、自身が感じていた以上に無理をしていたり、周りの意向に流されすぎて自分を見失っていたり、日々業務をこなすだけになっていることに気がついたりするのです。渦中にいるときこそ、「立ち止まれ！」と自分にストップをかけてみてください。

あなたはどんな人か、見られている

　人間とは何らかの集団に所属して生きていくものです。その集団にはリーダーがいて、そのリーダーが指し示す方向を見ながら皆で進んでいきます。看護の現場も同様です。病棟のリーダーである看護師長のことを、スタッフ全員が見ています。皆さんは「常に見られている」ということを意識しておきましょう。「見られているからこのようにふるまいなさい」ということではありません。どのようなふるまいをするかは、その人次第です。私が病院の看護管理者時代に意識していたことは、前向きであること、ミスがあっても「ドンマイ」と言えること、つらいときにも笑顔でいることでした。皆さんは皆さんなりの管理スタイルで、病棟という集団をマネジメントしていってください。

Reflection 〜自由に書き出してみましょう〜

▷ あなたは仕事の理想を持っていますか？

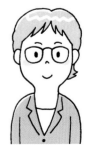

看護師長の内示を受けたら、
まず自分自身の仕事の理想を
持つことが出発点です。

第2章

管理業務編

押さえておきたい
看護師長の
ベーシックスキル

この章では、「看護師長の役割とは何か」「課せられている
仕事とは何か」についてまず振り返ります。そのうえで看
護師長業務を「マネジメント」「教育・人材育成」「問題解
決」の3つに分け、各業務のポイントを解説します。

1. 看護師長とは

看護師長は「リーダー」である

　看護師長は担当する部署や病棟の「リーダー」です。リーダーとは単なる役職（ポジション）ですが、看護師長がどのようにリーダーシップを発揮するのかについて、スタッフは関心と期待を持って見ています。そう言われるとプレッシャーを感じてしまうかもしれませんが、スタッフの顔色をうかがって動くということではもちろんありません。**看護師長が自分なりのリーダーシップを発揮するためには、まず何よりも「自分を知る」ことが大事**です。言い換えると、「私はどういう役割なのか」「何をなすべきか」「そのためにどうしたいと思っているのか」などについて、いつも意識して考えるということです。

「自分を知る」とは？

　澤瀉久敬氏は、「自分を知るというのは、自分自身の知らない自分を引っ張り出すこと」[1]と言っています。ではどうすれば「自分自身の知らない自分を引っ張り出す」ことができるのでしょうか。

　一つの方法に「内省」があります。本を読んで他者の経験を参考にしたり、人の話を聞いたりしながら自分自身と照らし合わせて内省する過程で、「自分は看護師長としてこの病棟をどのように運営していきたいか」「何を大事にしていきたいか」という自分が本来持っている価値観が見えてきます。考えがうまくまとまらないときは書き出してみることをおすすめします。あるいは人に話すことで、「私はこう思っていたんだ」と気づくこともあるでしょう。

　リーダーが自分自身を理解し、自身の価値観を言葉にしてスタッフに伝えていくことで、病棟がまとまり、スタッフとの信頼関係も醸成されていきます。このプロセスが病棟運営には重要であり、リーダーシップ

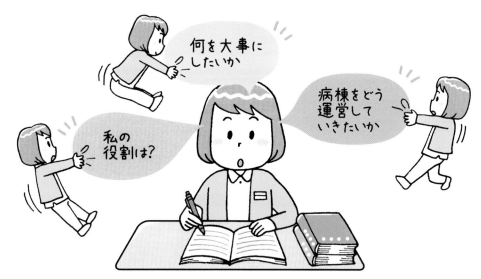

リーダーシップを発揮するためには内省して「自分を知る」こと

を発揮する第一歩となるのです。

スタッフの視点ではなく「リーダーの視点」

　第1章（36ページ〜）でもお話ししましたが、**看護師長の役割を引き受けたら、「スタッフの視点」から「リーダーの視点」に切り替えが必要**です。「私はスタッフではない」という意識、そして「覚悟を持つ」ということです。いつまでもこまごまとした実務をやっている場合ではありません。それはスタッフがやることです。もちろん例外もあり、絶対に現場業務を手助けしてはならないということではありません。しかし基本的には、たとえ人手が足りなくて現場が困っていたとしても、看護師長（リーダー）の仕事とは何か、看護師長とはどんな役割かということを考えて、プレーヤーに戻るのではなく監督役に徹してください。

　「師長は自分では何もやらないくせに指示ばかりしている」といった声が聞こえてくることもあるかもしれません。しかし**リーダーとは「方**

向性を示す人」です。方向性を示して人を動かし、より良い業務ができるようにするのが仕事です。方向性を示すためには、「俯瞰して物事を見る」ことが求められます。目の前の仕事の出来に一喜一憂せず、この仕事の先には何があり、それをクリアしたら、さらにその先はどこへ向かうのかを常に見通して物事を進めていきます。問題が起こったら「" 蟻の目 " と " 鳥の目 " の両方の視点で問題を見る」よう、意識しましょう。

PickUp !

「蟻の目」とは事象を事細かく見ること。言い換えれば「現場の視点」と言えます。
「鳥の目」とは空から眺めるように全体を見る「俯瞰的な視点」のことです。

ビジョンを持つ

スタッフに方向性を示すときに重要となるのが、看護師長自身の「ビジョン」です。ビジョンとは「自分たちが創造しようとしている未来のイメージ」[2] のことです。経営学的にいうと、「事業を通じて成し遂げたいことや将来の目指したい像」を指します。これはミッション（不変的な使命）とは異なり、時代背景によっては変化するものになります。つまり、ビジョンはミッションを達成するための「中長期的な目標」というわけです。

皆さんはビジョンを持っているでしょうか。持っていない人は、ぜひ今から考えてみてください。「この病棟をどのような病棟にしたいのか」「スタッフにどのように働いてほしいのか」「スタッフに何を大事にしてほしいのか」などについて、かっこいい言葉でなくてよいので、**シンプルで覚えやすい、平易な言葉**で考えてみてください。

PickUp !

　ユニクロブランドなどを展開する株式会社ファーストリテイリングのビジョン（ステートメント）は、『服を変え、常識を変え、世界を変えていく』です。服という具体的な商品から、これまでの服に対する常識を変え、さらには「世界を変えていく」というように、目の前の課題だけでなく中長期的な視点を持って世界をより良くしていくことを示しています。

　また、シンプルでわかりやすい内容ながらも「その会社らしさ」が含まれている点が目を引きます。これがもし「最高級の服を世界中の人々に」だと、一気に"らしく"なくなってしまいます。ビジョンは「自分らしさを大切にしながら、未来への広がりをイメージできるもの」にすることがポイントです。

リーダーの4つの条件

　続いてリーダーに求められる条件を挙げてみます。人それぞれの考え方があると思いますが、私が必須と考えるのは次の4つです。

条件1：リーダーは方向性を示す

　前述しましたが、リーダーは「方向性を示す人」です。方向性を示すときは、自分が心の底から「そうありたい」と思っていること、すなわち本心を十分に認識して、自分の言葉でスタッフに伝えることが何より大事です。たとえば自部署や病棟の目標を設定する際には病院や看護部の方針に沿う必要がありますが、だからといって上から降りてきた方針をそのまま伝えたところで、果たしてスタッフの心に響くでしょうか。言われた通りに、教科書を読むように伝えても、スタッフの心は動かせません。看護部の方針に対して自分はどう考えているかという本音を織り交ぜながら、組織としての目標を達成するために、自病棟はどうしていくのがベストかを考えて伝える。その正直で誠意ある姿勢が、スタッ

フの心をつかむのだと思います。

　昨今では、「オーセンティックリーダーシップ」という「倫理観を持ちながら、自分自身の考えや価値観をもとにリーダーシップを発揮する」リーダー像が注目されています。自然体で、弱みも見せられることで助けてもらえるリーダーのタイプと私は解釈しています。本音で向き合う以上は、リーダー自身が弱みを見せないといけない場面もあるでしょう。ここでいう**「弱みを見せる」とは、わからない・できないことを隠さない**ということです。たとえば大勢の前で話すのが苦手だったり、上司やスタッフにはっきりものが言えなかったりなど、皆さんにも不得手なことはあるでしょう。しかし看護師長がそういった姿を見せることは、スタッフから見れば本心で向き合ってくれていると感じられ、信頼関係を構築しやすくなる可能性があります。**「リーダーはこうあらねばならない」という必勝の型はありません。**むしろそうした凝り固まった考えから自分を解放し、どのように方向性を示していくかを柔軟に考え、実践しながら慣らしていくとよいのではないでしょうか。

　そしてスタッフに伝えるときは、前向きでシンプルな言葉を使います。たとえば「笑顔が飛び交う病棟にする」などです。この際、「したい」ではなく「する」と表現するのがポイントです。「したい」は気持ちであり、「する」は行動だからです。**スタッフが見ているのは看護師長の気持ちではなく「アクション」**です。

条件2：リーダーはスタッフをやる気にさせる

　看護師長は一人で働いているわけではありません。実際に病棟業務を担っているのはスタッフです。つまりスタッフたちがやる気になるかどうかが、病棟の発展に大いに影響してくるのです。だからこそ**リーダーはスタッフに関心を持ってほしい**と思います。さまざまな目標は、スタッフが「そうしたい」と思わなければ達成できません。たとえば「笑顔が飛び交う病棟にする」を目標にした際、スタッフもそうしたいと思

わなければそのような病棟にはならないでしょう。それだけでなく、スタッフはやりたくもないことをやらされてただ疲弊するだけです。スタッフがどのような考えを持っているのかは、腹を割って話を聞かなければわかりません。

　塩野七生氏は「ローマ史における最大のリーダーはカエサルである」と言っています。その理由として、「すべての人材は活用できると考えていたこと」「部下たちが喜んで苦労するようにもっていく才能」の二つをあげています[3]。優れたリーダーは、スタッフ一人ひとりの異なる潜在能力を引き出してやる気にさせます。やりたいと思っていることが見えたらそれをプッシュします。また、やりたいと思っていなくても、ここを押せばやりそうだと思うところを見出して、自分で気づくように仕向けていきます。その際に**肝となるのは「成果が見える個人目標を一緒に立てて進んでいくこと」**です。自分がやったことに対して成果が見えることで、スタッフは「もう少しやってみよう」「次はこれをやってみよう」と少しずつ自分で考え行動するようになっていくのです。

条件 3：リーダーは内省する

　もう一つ大事なことが、ここまでに何度か取り上げている「内省すること」です。自分はどのような役割を担い、何をなすべきかをたえず確認しましょう。表面的な確認ではなく、本心で確認することが大事です。つまり、「本当のところ自分は何を考えているのか」「この病棟をどのようにしていきたいのか」を何度も確認するということです。

　一例を挙げます。「今日はなんだかうまくいかなかった」と思う日があったとしましょう。それはなぜなのかを考えていきます。たとえば「人の意見に引っ張られて自分の意見がうまく出せなかったことに引っかかっている」と気づいたとします。「それは自分の考えを否定されそうで怖かったからだ」「だけどそのときに言っておけばよかった」といったように内省していきます。そうすることで、次の機会に違うアク

ションを起こすことにつながる可能性もあります。もちろん違うアクションを起こしても失敗することはあるでしょう。しかし何が起こっても経験を無駄にしないことです。「経験は宝」とはよく言いますが、**経験が宝になるかどうかはいかに深く内省したかによります**。内省し、その経験がどういうことだったかをとらえる。つまり、概念化して前に進むことがとても重要なのです。

　そしてその過程で問題が見つかったら、解決策を出してみます。第1章（24ページ〜）でも言いましたが、解決策は一つではなくできるだけ多く出すことが重要です。

リーダーは「反省的実践家」であれ

　沼上幹氏の著書『行為の経営学』[4]に「反省的実践家」という言葉が出てきます。もともとはアメリカのマサチューセッツ工科大学教授のドナルド・ショーンが提唱した新しい専門家像といわれます。行為が行われている最中にも、私たちの意識はそれらの出来事を観察するという反省的洞察を行っており、そのことが行為そのものの効果を支えているとする説です。教科書の内容を覚えても、目の前の患者のケアに活かすのは難しいという経験は誰にでもあるでしょう。教科書的な知識を実践に活かすためには「なぜ前回はうまくいかなかったのか」「どこを補えばいいのか」と行為をする中で試行錯誤し、その経験を積み重ねていく必要があるという意味で私は解釈しています。これこそが専門職に求められる姿勢だと思います。

条件4：リーダーは常にプラス10％の成長を促す

　看護師長になって「自分が何とかしなければならない」と、焦っている人が多いように思います。しかし実際には看護師長がいなくても仕事

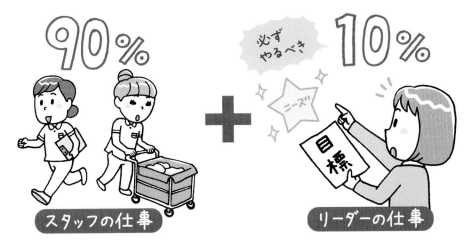

リーダーは現状にプラス10％程度成長できる目標を示していくこと

は回ります。放っておいてもスタッフが日々目の前の業務を行ってくれるからです。「90対10」とは私の見出した法則ですが、スタッフは9割方きちんと仕事をしていると思っておいてよいでしょう。ただし現状に加え、プラス10％は成長の余地があります。それは今日より明日、今月より来月、今年より来年と世の中のニーズに対応していくということです。世の中は常に変化しています。今まで通りの仕事を続けるだけでは右肩下がりになっていきます。そこでリーダーが必ずやらなければならないことは、新しい活動を推進していくことです。これを世の中では「変革」といいます。私見ですが、**リーダーには大きな変革ではなく、現状にプラス10％程度成長できる目標を示していくことが求められている**と考えます。

📖 引用・参考文献
1) 澤瀉久敬. 増補「自分で考える」ということ. 東京, KADOKAWA, 1963, 192p.
2) ピーター・M・センゲ. 学習する組織：システム思考で未来を創造する. 枝廣淳子ほか訳. 東京, 英治出版, 2011, 584p.
3) 塩野七生. 日本と日本人への10の質問：この国に活力を取り戻すために. 文芸春秋. 2007年7月号. 114.
4) 沼上幹. 行為の経営学. 東京, 白桃書房, 2000, 296p.

2. 看護師長の仕事とは

看護師長の仕事は「病棟のマネジメント」

　看護師長の仕事を一言で言うと「病棟のマネジメント」です。では、マネジメントとは何でしょうか。マネジメントとは、資源や資産・リスクなどを管理し、経営上の効果を最適化しようとする手法を指します。経営学においては、経営者の経営そのものを指す場合もあります。一般に「管理」と訳されることが多いですが、評価・分析・選択・改善・回避・統合・計画・調整・指揮・統制・組織化などのさまざまな要素を含んでおり、私はこれらを総合した概念をマネジメントだととらえています。つまり看護師長は、病院および看護部長のもと、中間管理職として**人とモノとコストと情報をコントロールし、問題解決に向けて計画し、実行すること**が求められているといえます。

　一方、看護師長は一国一城の主ならぬ一病棟の主であり、病棟のトップとしてリーダーシップを発揮することも求められています。つまり「マネジメント」とともに「リーダーシップ」も求められているわけです。どちらも重要ですが、その2つには違いがあります。**表1**を見ると、看護師長はリーダーシップを発揮しながら、病棟マネジメントを行っているということがわかると思います。

　スタッフによい仕事をしてもらうためには働きやすい環境を整えるこ

表1 リーダーシップとマネジメントの違い

比較項目	リーダーシップ	マネジメント
最も大事なこと	進むべき方向を示す	計画などの策定、目標管理
スタッフの動かし方	やる気にさせる 得意なことを見抜いて活かす	組織化、人員配置
スタッフへの働きかけ	心を動かす、夢を持たせる	スタッフが直面する問題の解決支援

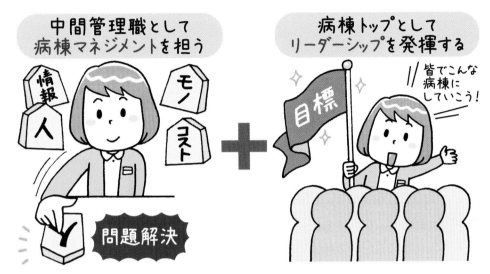

看護師長には「マネジメント」と「リーダーシップ」の両方が求められている

　とが必要です。そこでスタッフに関わる人事・労務から教育・人材育成、体調・メンタル管理まであらゆる人材管理業務を担いながら、ときには他部署や他職種とも交渉する渉外役であり、予算を管理し分配する経理・財務役、その他、物品調達やトラブル処理係までさまざまな役割があります。これらすべてをひっくるめて病棟マネジメントであり、看護師長の仕事なのです。

看護師長の具体的な業務内容は？

　では看護師長は、具体的にどのような業務を行っているのでしょうか。看護師長4名にヒアリングをしてまとめたのが**表2**（次ページ）です。看護師長はこのように多種多様な業務を行っています。そのためどうしても業務遂行に比重が傾き「勤務表を作成できた」「ベッドコントロールがうまくできた」といったことに重きを置きがちになります。しかしリーダーである**看護師長の本来の仕事は、これらの業務をより効果**

表2 看護師長4名の基本業務（毎日・毎月・毎年）

	A	B	C	D
毎日	・ベッドコントロール（入退院や転入出の調整） ・看護必要度の確認 ・入院患者の把握、あいさつ、ラウンド ・病棟管理日誌の確認とサイン ・時間外勤務の申請承認などの就業管理業務 ・スタッフの健康状態把握と声かけ ・朝礼での情報伝達 ・インシデント発生状況の確認	・病棟のベッド状況の把握（入院の患者、退院できそうな患者、転院調整の進捗状況、救急からの転入候補） ・日誌の確認 ・インシデントの発生状況 ・病院からの連絡事項を確認し、あれば周知	・病床管理 ・施設基準の管理（看護師配置管理、勤務変更など） ・患者の状態把握（訪室・カルテ） ・看護状況の把握（確認・カンファレンス・スタッフの体調や精神面に変わりはないか観察・声かけ） ・療養環境の管理（環境ラウンド・家族への配慮） ・応援体制の管理 ・物品の管理 ・安全管理（インシデント報告の確認など） ・感染管理（感染症把握など） ・メール確認（情報共有・部署への周知など）	・スタッフの体調把握（体調不良者への対応） ・前夜の緊急手術対応スタッフの勤務調整 ・当日と翌日の手術スケジュールとスタッフ配置の確認と調整 ・当日、翌日の手術スケジュールを他部署と共有 ・修理物品や新規採用、導入、欠品物品や器材の手続き（メーカーや業者、総務課、資材課などとの物品や器材の調整や手配手続き） ・滅菌機器の記録紙チェック ・日誌作成 ・院内報や連絡事項の確認と共有 ・勤怠システムのチェック（残業や勤務変更の承認）
毎月	・翌月の勤務表の作成 ・前月の勤務実績の入力と提出 ・職場会の設定と開催 ・師長会への参加（月に2回） ・運営会議への参加 ・新人職員の進捗確認	・前月の勤務表の修正と確定 ・翌月の勤務表の作成 ・インシデントのまとめ ・研修の把握（受講するもの、させたもの） ・時間外勤務の入力 ・年休消化状況の確認 ・医師との運営会 ・病棟稼働率の把握 ・電子カルテ入力不備の入力	・勤務表の修正・確定、作成 ・インシデント確認 ・QI集計 <適宜> ・カルテ監査 ・人事管理（看護職員の能力把握と活用） ・面接 ・復職支援 ・会議・委員会活動 ・看護研究（実施・指導）	・勤務表作成 ・待機表の確認と調整、提出 ・請求書の提出 ・勤怠システムのチェック（アラーム処理） ・スタッフの成長進捗についての把握 ・スタッフの教育方針についての検討 ・師長会、師長勉強会への参加
毎年	・BSC作成 ・部署目標設定 ・目標面談（年に3回） ・委員会や教育担当などのスタッフの役割采配 ・予算案の立案	・目標の立案と評価 ・病棟体制の構築 ・スタッフの教育計画と実施状況の把握 ・人事考課 ・インシデントのまとめ ・病棟稼働状況の把握 ・職場別防災訓練の実施	・部署内研究計画立案 ・目標管理・面談・人事評価 ・部署内役割（委員・係など決定）	・病棟目標の立案と評価 ・手術看護のラダー評価 ・人事考課

的・効率的にできる方法はないか考え、新しい方法をつくり上げていくことです。そのためにはやるべき仕事を黙々とこなすのではなく、「こんなに時間がかかってしまってはスタッフが疲弊してしまう。何とかできないだろうか」などという視点で物事を見ることが大事です。なぜならその視点こそが、**問題を解決していくことにつながる**からです。

　ここまでの話から「やることが多いうえに大変そうだ」と思われたかもしれませんが、**看護師長業務における目的は一つ、「患者とスタッフの最善」**です。とくにスタッフに目を向けることには労を惜しまないでほしいと思います。なぜならスタッフは言わなくても「患者最善」に向けて行動するからです。ですから看護師長は「スタッフ最善」に向けて行動してください。悩んでいるスタッフがいたら見過ごさないで向き合い、抱えている問題から解き放ってあげることが大事です。スタッフがよい気持ちで働くことができれば、患者もよい気持ちで過ごすことができ、自ずと病棟の雰囲気はよくなるでしょう。

3. 業務における役割やポイント マネジメント

①意思決定

意思決定とは

　ある社長がインタビュー記事で「リーダーの仕事とは何ですか」という問いに対し、「それは意思決定です」と答えていました。今さらながら妙に腑に落ちる一言でした。

　振り返ると私もいろいろな場面で意思決定してきました。病棟のリーダーである看護師長の皆さんも、さまざまな場面で意思決定することになるでしょう。意思決定するというのは「自分で考える」ということです。そしてたくさんの選択肢から「一つを選ぶ」ということです。「意思決定しなくてはならない」と思うとしんどく感じてしまうので、**目標を達成するために「複数の方法から最もよい方法を選ぶ」**と考えてみるのがよいと思います。

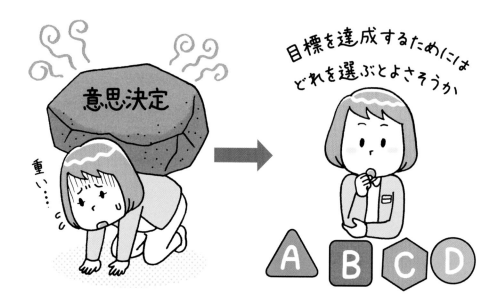

意思決定は「複数の方法から最もよい方法を選ぶこと」ととらえてみる

意思決定に必要なのは「思い・問い・予測分析」

　意思決定する際には、まず自分の「思い」と、なぜその思いを抱いているのかという「問い」と、それに対する「予測分析」が必要です。この３つをもって「自分で決める」ということが「意思決定」となります。意思決定の背景には自分の直観的な「どうしたいか」という思いがあるでしょう。ただこれだけでは不十分で、「なぜそうするか」という問いと、「どうなりそうか」という予測分析が必要です。それはスタッフに説明する必要があるからです。**自分の勘だけでなく、なぜそうするのか、それをすることによってどういうことが起こり得るのかを看護師長がきちんと説明できてこそ、スタッフはその決定事項を納得して受け入れる**と考えます。

　たとえば、なかなか夜勤に入れない新人がいるとしましょう。看護師長はその新人を早く夜勤に入れたいと思っています。この場合、「その新人を早く夜勤に入れたい」が看護師長の思いです。次に「私はなぜそ

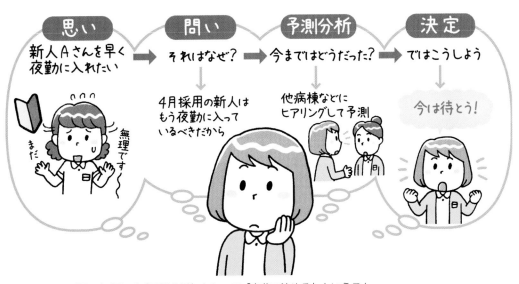

意思決定とは、「思い」「問い」「予測分析」をもって「自分で決める」ということ

の新人を早く夜勤に入れたいと思っているのか」と自ら問いを立てます。「4月採用の新人は夏には全員夜勤に入っているべき」と考えているのかもしれません。その場合は、今まで本当に新人は全員夏には夜勤に入っていたのか、入れなかった新人はいないのか、そのような新人がいた場合はいつ頃夜勤に入ったのかといったことを他病棟も含めて調べ、「夏休み明けには、克服すべきことができるようになっているだろう」などと予測分析します。克服すべきことに対し、新人とスタッフ、看護師長が「共通目線」をもっていないといけません。その結果、「これとこれができるようになったら夜勤に入れる」と明確な基準の下に合意し、「現段階では無理に夜勤に入れない」ということを決定します。

人の意見を聞いて合意形成しながら決める

　しかし自分で決める際には迷うこともあるでしょう。自分の考えをつくっていくためには、できるだけ多くの経験を積んで「なぜ」と考え、「こういうことだった」と概念づけるプロセスが必要です。また自分一人の経験では限界があるので、読書などによって他者の経験も参考にして補うことが必要です。さらに私がよく行っていたのが「人の意見を聞く」ことです。副看護師長や、管理職ではないスタッフにも「あなたはどう思う？」と気軽に聞いていました。そしてさまざまな意見が出る中でよいと思ったことは取り入れて、「自分で決める」ことの裏付けを強固にしていったように思います。

　もちろん看護師長の意見に賛成する人ばかりではありません。しかし賛成しない人にも意見を聞くことが実はとても大切です。**異論の出る組織こそ健全**と言われます。賛成しない人に「なぜ賛成ではないのか」「どうしたらよいと思っているのか」と聞いていくことで、自分とは違う視点での気づきを得ることができます。そのときに人の意見を鵜呑みにする必要はありません。**取り入れるべきことは取り入れ、合意形成し**

ながら、**最終的には看護師長が決める**というやり方です。「看護師長なのだから、自分一人で決めなければ」という責任感もわかりますが、そこは肩の力を抜いてください。

意思決定してもうまくいかない場合は？

　そのようにして意思決定しても、うまくいかない場合は多々あります。一つの答えを出せばすべてが解決するわけではありません。そのときはどうするか。修正すればよいのです。これこそが「問題解決」です。目標に向かって進んでいくことが大事で、その手段は皆で話し合って軌道修正しながら看護師長が意思決定し、調整を繰り返して目標に近づいていけばいいのです。行き詰まったときはできるだけたくさんの解決方法を出し、優先順位を決めて実行していきましょう。

　また、このときに大切なキーワードは**「評価」**です。意思決定した内容がどうであったのかを絶えず評価する必要があります。評価しなければ課題は見えないからです。

　「看護記録に時間がかかっているために超過勤務が多い」という問題があるとしましょう。看護師長の思いは「看護記録にかかっている時間を改善したい」です。それは「超過勤務を減らしてスタッフが元気に働ける病棟にしたい」からです。そのための解決策をたくさん出すために、「看護記録のどこに時間がかかっているのか？」「それはなぜなのか？」を調べて分析していきます。その結果、「医師が外来や手術から夕方に帰ってくるために、夕方の処置が増えて看護記録も増える」という現状がわかったとしましょう。これに対してどのような解決策があるか、看護師長一人で考えずスタッフに意見を求めます。たとえば一人のスタッフから「日勤帯の人を遅出に変更する」という提案があったとします。日勤帯のスタッフのうち一人を10〜19時までの勤務とするとその遅出の人が夕方の業務を行うので、超過勤務は少なくなるかもしれま

せん。このように体制を変えることも一つの方法です。

　看護師長が一人で考えるだけでは思いつかないような多くのアイデアがスタッフから出てくることもあります。ただしその案を採用するかどうかの意思決定をするのは看護師長です。**意思決定に至るためには、看護師長自身のビジョンに基づくかをたえず確認しながら、スタッフと合意形成していくプロセスが大切**です。そのためには部署内で意見を行き来させて看護師長もスタッフも思いを発散させたうえで、収束・統合していく手腕が求められます。

「共通目線」をもっているか

　意思決定に必要な「思い・問い・予測分析」の話で「夜勤の例」を出しました。この夜勤の例でさらに考えてほしいのが、同ページでも少し触れましたが、看護師長が「なかなか夜勤に入れない新人がいる」と考えている場合、では「何をもって“夜勤に入れる”と決めているのか」ということです。皆さんはこの問いに明確に答えられるでしょうか。

　その新人は「私はできるのに、夜勤に入らせてもらえない」と思っているかもしれません。「なぜ私は夜勤に入れないのですか？」と聞かれた際に、「これができるようになったら入りましょう」と誰に対しても同じように明確な説明ができるでしょうか。このような場合、看護師長と夜勤に入れない新人との間で意識にズレがあることが多いため、技能・知識・態度などで示せる、誰が見てもわかる客観的で明確な指標が必要です。これを「共通目線」と言います。共通目線がなければ、その新人はどう頑張れば夜勤に入ってもOKと判断されるのかがわからず、うつうつと悩んでしまうかもしれません。管理者は「自分はなぜそう考えているのか」を自ら問い、共通目線をもって説明できるようにしておく必要があるのです。

Reflection　〜自由に書き出してみましょう〜

▷最近、あなたが決めなくてはいけない場面で迷ったことはありますか？

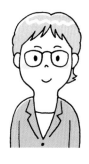

人は誰でも迷うものです。
大切なのは、なぜそのような意思決定を
したのか理由を説明できることです。

②病棟とスタッフの目標管理

病棟の目標管理

目標管理制度（MBO：Management By Objectives and self-control）は、ピーター・ドラッカーが自著の中で提唱した制度です。部署やグループ、または個人で目標を設定し、その達成度によって評価します。企業では、社員一人ひとりが自ら目標を立て、その目標を会社の経営目標や部門目標と連動させ、個人がセルフコントロールしながら自主的に達成を目指すことで組織の業績アップを図るためにこの制度を活用しています。

病院などの医療組織においても、この目標管理制度を導入している施設は多くあるでしょう。病院の年間目標と部門・部署・スタッフの年間目標をつなげて、病院の年間目標を成し遂げていくという仕組みです。職員一人ひとりの組織への貢献度を評価し、処遇に反映するために行われています。

病棟目標の設定はスタッフとともに

看護師長には、自病棟の目標管理を行うことが求められます。具体的には、病院の経営方針に基づいて看護部から降りてきた目標に沿いながら、病棟の年間計画を立てて、実行し、その達成度を見るといったシステムを回していきます。

病棟の目標管理においては、スタッフがその目標に向かって本気で行動しようと思えるものでないと形骸化しかねません。そこで**看護師長が病棟目標を設定する際は、自身がやりたいことだけで決めるのではなく、スタッフの意見を聞いて、それらを積み上げてつくる**ことが大切です。箱根駅伝で青山学院大学を何度も優勝に導いた原監督が、自著で「誰の意見が正しいというのではなく、（選手）それぞれの意見が建設的に積み重なることで、組織全体の意見は仕上がっていく」[1] と述べてい

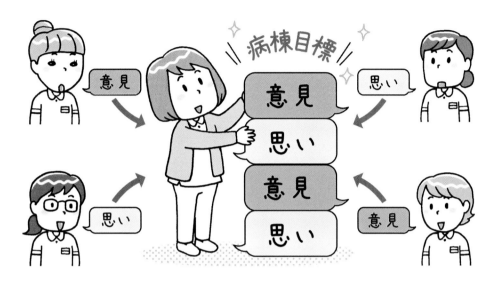

病棟目標はスタッフの意見や思いを引き出して積み上げてつくっていこう

　ます。原監督は目標を設定する際、選手たちに意見を聞き、レースをどのように闘いたいのか、その目標を選手たちに決めさせているそうです。また、選手たちに記録や縮めたい秒数などの具体的な数値目標を設定させ、そのために何をすべきかをノートに記録させるとともに、月1回のミーティングでチーム内で共有するようにしていきました。上から押し付けた目標ではなく自分たちで決めさせることで、モチベーションと達成への責任感を高めていったのだと思います。同時に、もう少し中長期的な視点で選手個人のビジョンも語らせ、それをチーム全体のビジョンとすり合わせていくといったマネジメントにも取り組んでいるのではないかと推測します。

　病棟目標においても、「私たちはどういう病棟にしていきたいか」について、看護補助者も含めたスタッフ全員の思いを引き出すとともに、それぞれの目標を積み上げて、全員が「こんな病棟にしたい」と思えるようにつくり上げていくとよいでしょう。

スタッフの目標管理

個人目標の達成が評価につながることを示そう

　病棟目標ができたら、スタッフ一人ひとりが「では私は何をやろうか」と個人の目標を自ら考えることが理想です。そのためには、目標に向けて行う日々の活動の成果が人事考課に関係していくことをスタッフに伝えて理解してもらうことが、一つの動機づけになるでしょう。個人目標を成し遂げることによって昇格や昇給での評価が得られるのですから、多くのスタッフは「頑張ろう」という気持ちになると考えます。ただし目標管理をシステマティックに人事考課に結びつけていない病院や、目標管理を導入していない病院もあります。

　そのように評価との連動がシステム化されていなくても、スタッフ一人ひとりにはそもそも何らかの個人目標があるはずです。それは病院の経営方針や看護部の目標とは直接関係しないかもしれません。しかしながら、スタッフが自分の目標を持って成し遂げていくプロセスは、直接的ではなくともスタッフ自身の成長につながっていきます。また、病院全体の視点で見ると「個々人が目標を達成したからよかった」ということではなく、病院全体のレベルを上げる、つまり病院全体の質を上げていくことにもつながると考えます。ですから病院の経営方針や看護部の目標と直接関係ない目標を持つことはかまいません。ただし同時にスタッフが組織に貢献できる目標も持てるように看護師長が働きかけ、**二つの目標を支援する**ことが大事です。

対話を通して個人目標を深掘りする

　目標管理の弱点は、評価できる指標がないと、ただ「頑張ったね」で終わってしまうことにあります。目標をどの程度達成できたのかが明確でないと、スタッフは達成感を得ることができず、目標は目標管理シートを埋めるためだけのものとなり、真剣に取り組まれなくなるでしょ

表1 よくある個人目標の例と具体化の視点

よくある個人目標の例	具体化の視点
終末期の患者のケアをしっかり行う	具体的にどのようなケアを行うのか？ それにより期待できることは何か？
感染対策を徹底する	具体的に何をやるのか？ 感染が減ったことをどのように証明するのか？
患者満足度を上げる	具体的にどうやって上げるのか？ 何をもって満足度が上がったとわかるのか？
研修に3つ以上参加する	研修に参加するだけではスキルが上がったかどうかはわからない 研修に参加して何が期待できるのか？
急変対応のスキルを上げる	具体的にどうやって上げるのか？ それにより期待できることは何か？

う。結果がどうであったか、必ず何らかのデータで示すことが大切です。そのためには目標設定の際に不明瞭な部分を明確にして評価ができるものとし、何らかの評価指標を設定することが重要です。

　ここで、よくある個人目標の例と面接時などに確認するとよい具体化の視点を見てみましょう（**表1**）。これらの個人目標では具体的に何をするのか、どういう成果が期待されるのかがわからないものになっていないでしょうか。

　これらを評価できる目標設定に導くには、具体的に何をやって（どのような行動をもって）、数値または質的にどのように評価できそうかを看護師長がスタッフと一緒に考えます。たとえば、**表1**の「終末期の患者のケアをしっかり行う」であれば、「ケアの何を頑張る？」と聞いていきます。スタッフはどうしても抽象的に話します。その際に「それではわからないよ」と言うのではなく、「そのために何をしたい？」「あなたはどうしたい？」と具体的に何をやるのかを行動レベルで言えるまで落とし込んで聞いていくことがポイントです。答えはスタッフが持っています。**看護師長が「こういうことをすればいいんじゃない？」と答え**

を押し付けるのではなく、辛抱強く対話でスタッフの思いや考えを深掘りしていきましょう。この深掘りを行うと、スタッフは目標を立てること、そして実行することにやりがいを持てるようになり、さらに達成度も明確になるので「やった感」が違ってくるはずです。

　また、個人の目標管理においては、組織（自病棟・部署）にどのように貢献したかを確認することも必要です。たとえば「患者の苦情を減らす」という目標を挙げたスタッフに対し、それがクレーム箱への投書の減少につながるであろうということや、病棟の目標である「患者に喜ばれる病棟づくり」に直接的ではないものの、つながっていくといったことを示していきます。スタッフの行動が組織に貢献しているということ、つまり成果をきちんと伝えることが大事です。

📖 引用・参考文献 ………………………………………………………………………………………………………
　1）原晋. フツーの会社員だった僕が、青山学院大学を箱根駅伝優勝に導いた47の言葉. 東京, アスコム, 2015, 215p.

Reflection　～自由に書き出してみましょう～

▷あなたはスタッフに「どんな病棟にしたいか」真剣に聞いたことがありますか？

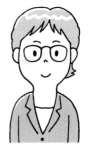

まずはスタッフたちに
意見を聞いてみましょう。
その意見をもとに一緒に
目標を作り上げていきます。

③人事・労務管理

スタッフを守るためには知識が必要

　「人事・労務管理」とはなんとも固い言葉ですが、要するに「働くスタッフのことをいかに考えるか」ということです。具体的には、雇用形態や賃金、採用、配置、賞罰、福利厚生など、いわゆる労働条件を整えることを指しますが、それは人事部の仕事です。**看護師長の役割は、その労働条件に対してスタッフが不満に思うことや困ったことがないかを見て、問題があれば解決を図ること**です。

　スタッフが勤務時間に安全な環境で働き、健康リスクにおかされないようにしなければならないことは、労働基準法や労働安全衛生法などの法律で雇用者に義務付けられています。また就業規則にも明記することになっています。スタッフも就業規則があることは知っていますが、細かいことを理解していない人も多いでしょう。しかし看護師長はその内容をきちんと知っておく必要があります。それだけでなく福利厚生であったり、人事・労務管理に関する法律も知識として持っておかなければなりません。なぜなら看護師長は、スタッフが安全で健康に働けるよう管理する立場にあるからです。何か問題が発生したときは、その知識を使って対処することによりスタッフは守られます。たとえば労働災害があった際は、休業補償などの給付が出ることをスタッフに伝える責務があります。**看護師長が知識を持つことで、スタッフは権利を享受することができる**のです。人事・労務に関する本は世にたくさん出ているので、参考書として一冊持っておくとよいでしょう。

悩ましい看護師長業務：勤務表の作成

　看護師長の業務のうち、最も悩ましいことの一つは「勤務表の作成」ではないでしょうか。「その日は夜勤ができません」「子どもの予定があ

るのでこの日は絶対に休みにしてください」「土日連続で休暇を希望します」など、皆がそれぞれ希望を出してきます。できるだけ希望に沿いたいところですが、皆の希望をすべて聞いていたら勤務表はいつまでも完成しません。希望が通らず不満を言うスタッフもいるでしょう。それに対しては、あくまで「仕事が優先」という点はぶれさせずに、スタッフの希望や言い分に耳を傾けることが大切です。対話をしていくプロセスで解決策が出てくる可能性もあるからです。

休暇希望日が重なった場合はどうするか

たとえば「入学式に出席したいので休みます」というスタッフが、同日に4人も5人もいたらどうしますか。「皆を休ませる」というのは一つの答えですが、それでは病棟が回りません。とはいえ子どもの入学式には全員出席させてあげたいとも思います。さあ、皆さんならどうしますか？

もしかしたら看護師長が困っている状況を知り、その中の誰かが「出

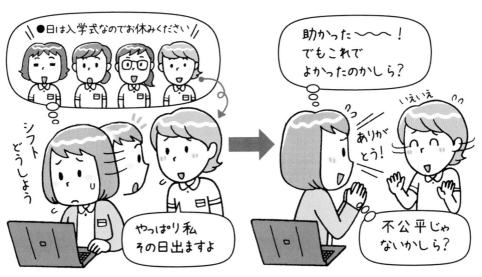

勤務表で大事なのは「公平であること」だが……

勤する」と申し出るかもしれません。実はそのスタッフは自分の希望を
よく取り下げる人だったとしましょう。そのときに「ありがとう」と
言って済ますのも一つの答えですが、そこで考えなければならないの
は、そのスタッフがほかの人の代わりによく出勤していることは問題で
はないのか、ストレスになっていないのかということです。**勤務表の肝
は「公平であること」**です。夜勤回数や週休の数などが偏らないように
することはもちろん大事ですが、それだけでなく有給休暇の希望に関し
てもできるだけ公平でありたいものです。一点、手があるとすれば、有
給休暇に関しては、条件は厳しいものの時季変更権という交渉権があり
ます。複数人が同日に有給休暇を希望した場合は、病棟業務が滞ること
を理由に管理者側から変更を申し出ることが可能です。

　勤務表は何よりもまず「患者の看護が安全にできるようにすること」
が大前提であり、そのためにはスタッフの安全と健康を考えてコント
ロールすることが大切です。これは当たり前の話ではありますが難しい
ことで、理想通りにはいかないからこそ毎月頭を抱えている看護師長も
多いと思います。最近では勤務表づくりを支援するソフトも便利になっ
たと聞きます。それらを利用するのも一つの手です。それでもうまくい
かない場合は、次の「超過勤務」に関する項を参考にしてください。こ
れが正解ではありませんが、私の考え方を示したいと思います。

PickUp!

　「誰と誰が組んで夜勤をしたらうまくいく」という話も、公にはされていません
が重要な視点です。夜間帯の勤務においても安全は確保されなければなりません。
夜勤の人数にもよりますが、夜勤に入るスタッフのスキルとともに相性の良しあ
しも考慮して勤務表を組むのも一つの秘訣と考えます。

超過勤務の管理はスタッフの健康に関わる重要業務

それぞれの病院組織においては労働時間が決まっています。その労働時間をオーバーしているスタッフがいないか、誰かに夜勤回数が偏っていないか、勤務と勤務のインターバルは確保できているかなどを管理するのも看護師長の仕事です。

とくに超過勤務の管理はたいへん重要です。なぜかというと、スタッフの健康問題に関わるからです。法的にも問題になります。猛烈に働いた後は、休みを長くとっても疲労が十分に回復するわけではないという研究結果もあります。むしろ一定時間働いたら休む、もしくは休日をとるようにして、こまめに休みを入れていくことが疲労回復の観点からは大事です。超過勤務に関しては手当の増加が問題視される場合もありますが、**本質的には働く人の健康面に関わる問題**であることを、看護師長はしっかりと理解しておきましょう。

とはいえ、どうしても超過勤務を行わなければならない状況も出てきます。その際はできるだけ超過勤務時間を少なくする対策をとらなければなりません。超過勤務が発生するパターンや超過時間の傾向を知り、その傾向から対策を導き出すことが重要です。**方法の一つに、超過勤務の推移を記録しておく**ことが考えられます。スタッフ間における偏りや、どの曜日・時間帯に多いのかを分析するためのデータが必要だからです。超過勤務を一気になくすことは難しいので、データで明らかに目立つ部分がわかったら、まずは曜日や時間帯、そのスタッフに焦点を当てて減らしていくなどの手を打ちます。

前残業問題をどうするか

最近問題になっているのが、申し送りの前に来て情報収集するなど、定時より著しく早く出勤して仕事をするスタッフがいることです。インターネットの普及により電子カルテを見れば簡単に情報がとれる状況に

なったことで、仕事の仕方が変化したのも一つの要因でしょう。このいわゆる「前残業」を病院としてどう取り扱うかが課題となっています。スタッフに「患者情報の収集は定時から行うのがルール」と伝えるのは簡単ですが、それだけでは解決しないでしょう。なぜ就業時間よりかなり前に来て患者情報の収集をしているのか、そこをきちんと分析しなければスタッフは不満を抱き、本当の意味での解決には至りません。その時間が本当に必要なものであれば、たとえばシステム的に業務時間内に組み込む方法を考えていく必要もあるでしょう。

Reflection 〜自由に書き出してみましょう〜

▷ **スタッフの休暇希望日が重なったとき、あなたならどうしますか？**

答えは一つではありません。
病棟や部署の状況を踏まえて、
あなたなりの答えを
いくつか出してみましょう。

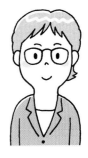

④情報管理

情報管理とは

　「情報管理」というと、皆さんは何をイメージしますか。病院における看護師長が関与する情報管理には、大きく分けると「**患者情報をどのように管理するか**」と「**病院の経営方針に関わる情報をスタッフにどのように伝えていくか**」の2点があると思います。

情報セキュリティの3要素

　情報セキュリティについての考え方は1992年にOECD（経済協力開発機構）が制定し、2002年に改正された『情報システム及びネットワークのセキュリティのためのガイドライン』[1] に示されています。

　そして企業や組織における情報セキュリティとは、企業や組織の情報資産を、①機密性、②完全性、③可用性に関する脅威から保護することとされ[2]、これを「情報セキュリティの3要素」（**表1**）と呼びます。患者情報をどのように管理するかを考えるうえで、まず看護師長が知っておきたいのが、この情報セキュリティの3要素です。**表1**にも示しましたが、それぞれを具体的に説明すると、①機密性は不正なアクセスを拒否し、限られた人だけがアクセスできるようにすることです。②完全性

表1　情報セキュリティの3要素

情報セキュリティの3要素 情報システムと情報を脅威から保護する
機密性　Confidentiality 　正しい人は情報にアクセスできる。不正なアクセスを拒否。
完全性　Integrity 　改ざんされていない正しいデータを維持。
可用性　Availability 　常に情報にアクセスできる状態を維持。

出典：文献2をもとに筆者作成

は情報が保存された時点のままで維持するということです。情報が改ざんされたりしないようにします。③可用性は情報を利用したいときに利用できるようにすることです。システムダウンや天災などの大規模な災害時に病院のホームページが利用できない状態になることを避け、すぐに復旧できるよう対策をとっておくことがこれにあたります。

　病院で起こることの多くは患者の個人情報やプライバシーに関わることです。また患者は病院から発信される情報を利用する権利があります。そのため病院がこの3要素を考慮してセキュリティ対策を行うことは必須であり、看護師長においてもこの3要素を知識として持っておくことが求められるのです。また、個人情報保護法（個人情報の保護に関する法律）に関しても、最低限知っておくべき項目を網羅しておきましょう。そのうえで、自病棟で情報管理に関する倫理教育をスタッフとともに行い、病棟全体で患者情報を守っていくというスタンスを醸成していけるとよいと思います。

自院で何が起こっているかを伝える

　次に、病院の経営方針に関わる情報をスタッフにどのように伝えていくかについて考えます。

　患者に関する情報は申し送りなどで日々共有していますが、それ以外にも看護師長がスタッフと共有すべき情報はあります。とくに今、社会でどのようなことが起こっているのか、医療を取り巻く制度・政策がどのように変化しているのかなどの社会経済情勢については、ときどきでよいので話題にして情報共有することが大切です。さらにそれを受けて、医療界あるいは自院はどのような方向に進もうとしているのかについてスタッフに周知していくことも、看護師長の役割の一つです。**自分の働く病院で起こっていることを知っているか・知らないかでは、働く士気も変わってくる**はずです。

情報の伝え方の工夫も必要です。たとえば師長会や幹部会議などの管理職が参加する会議で決まったことがあれば、スタッフにそのまま伝えます。その際に議事録を公開できれば、伝え間違うことはないでしょう。隠すことなく伝えることは「信頼」にもつながります。これを「情報の透明性」と言いますが、私は病院の管理者時代も今もとても大切にしています。もちろんグッドニュースだけでなく、バッドニュースも同じ方法で伝えることが大切です。

医療事故が起こったら

　たとえば大きな医療事故が起こった場合は、事実をしっかりと把握し、調査によって判明したことはすべてスタッフに伝えます。その際は偏った情報ではなく、正しい情報を伝えることが大切です。情報を隠したり歪曲したりすると、噂が先行してスタッフを不安にさせたり、混乱を生じさせます。また重大な事故の情報を伝える際は、事故が起こったことだけでなく、なぜ・どのようにして起こったのかを具体的に伝える

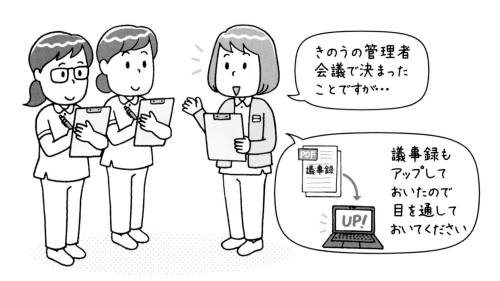

きのうの管理者会議で決まったことですが…

議事録もアップしておいたので目を通しておいてください

情報を伝えるときは「情報の透明性」を大切にしよう

必要があります。たとえば「抗がん剤の処方ミスが起こったので注意しましょう」ではなく、「過量投与（具体的な量を明示する）したこと」や「医師から看護師への指示が口頭で行われたこと」「薬剤師は“おかしい”と思ったが医師に確認しなかったこと」など、わかる限りの事実を添えて伝えることが重要です。そうすると「医師からの指示は口頭ではなくきちんと書いてもらうようにしよう」「投与量に少しでも疑問があれば必ず問い合わせしよう」といった今後とるべき対策の必要性が伝わるのです。

📖 引用・参考文献
1) 経済産業省. 情報システム及びネットワークのセキュリティのためのガイドライン：セキュリティ文化の普及に向けて. 2002. https://www.ipa.go.jp/security/fy14/reports/oecd/handout.pdf
2) 総務省. 安心してインターネットを使うために 国民のためのサイバーセキュリティサイト：情報セキュリティの概念. https://www.soumu.go.jp/main_sosiki/cybersecurity/kokumin/business/business_executive_02.html

3. 業務における役割やポイント マネジメント

⑤環境整備

スタッフが元気に働けるための環境整備とは

　スタッフが前向きに全力で働くことができると、当然ですが本人にとっても病棟にとってもよい成果が出ます。スタッフが元気で働けるようにするために看護師長がやるべきことはさまざまありますが、職場の環境整備もおろそかにはできません。ここでは医療安全の視点による環境整備について述べます。

職場が安全であるかどうか

　まず第一に、**職場が「安全であるかどうか」**は重要な視点です。具体的には、スタッフが勤務中に履く靴から、ごみの捨て方、物品や医薬品の管理に至るまで、すべてが適切であるかどうかをチェックするのは看護師長の仕事です。たとえば物品の管理であれば、物品を清潔な場所に置いているか、期限が切れていないか、数は足りているかといったチェックを行い、必要があれば速やかに補充のオーダーを出します。

　物品や医薬品が医療安全に従って適切な管理がされているかどうかについては、専門知識のある他職種に協力して確認してもらいましょう。たとえば病棟の医薬品などは薬剤師に、自動点滴装置やその他の器材が安全に使用されているかについては臨床工学技士に、といった具合にです。もし何らかの問題が発見された場合は、問題点を明確にして、専門部署とともに問題解決を図りましょう。

　病院には多くの専門職がいます。何でも看護職がやるのではなく、彼らの専門性を活かしてもらう方法を、少し時間をかけて考えていくようにしましょう。

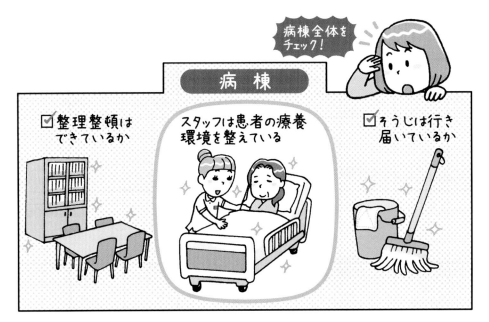

病棟全体の環境をチェックして快適に整えるのも看護師長の仕事

病棟全体の環境は整っているか

　看護師長は職場環境についても目を光らせておく必要があります。具体的には「病棟内の整理整頓はできているか」「掃除は行き届いているか」などです。

　ナイチンゲールの『看護覚え書』[1] では、「看護とは、新鮮な空気、陽光、暖かさ、清潔さ、静かさなどを適切に整える（以下、略）」ことであると表現されています。これは主に患者の療養環境を意味していますが、スタッフも同じ考えを持ち、患者がストレスなく前向きに治療に向かえるよう快適な環境をつくってくれているはずです。

　一方でスタッフは、受け持ち患者の部分的な環境には気を配っていても、全体にまで目を向けられているとはかぎりません。そこで病棟全体の環境に注意を向けるのは看護師長の役割となります。スタッフの目が届きにくい部分について 5S（整理、整頓、清掃、清潔、しつけ）の視

点でチェックし、総合的にきちんと整えられているかを見るのも一つの方法でしょう。

　看護師長はスタッフが前向きに仕事に向かうことができるよう、また患者に対して快適な環境を提供できるよう、そのベースとなる病棟全体の環境の快適化に尽力してください。

📖 **引用・参考文献**‥‥‥

1）Florence Nightingale. 看護覚え書：看護であること看護でないこと. 改訳第 7 版. 湯槇ますほか訳. 東京, 現代社, 2011, 308p.

Reflection　〜自由に書き出してみましょう〜

▷あなたの病棟の環境における課題は何でしょうか？

職場の安全性、環境整備は
働くうえでの必須条件です。

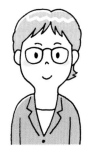

3. 業務における役割やポイント マネジメント

⑥財務管理

▶ 診療報酬で知っておくべきこと

　医療行為の対価は、診療報酬制度に基づき支払われます。そのため２年ごとに行われる診療報酬の改定は、医療機関や施設において大きな関心事となります。しかし膨大な診療報酬の中身に加えて２年ごとに行われる改定の内容について、看護師長はどこを押さえておけばよいのでしょうか。

　診療報酬が改定された際は、自分が管理する病棟において何が収入となるかを考える視点が必要です。自病棟に関係のある診療報酬の項目には注目しておきましょう。また、７対１入院基本料などを取っている場合は、看護師の人数に加え、重症度、医療・看護必要度で獲得できる診療報酬の点数が変わってくるため、自病棟の重症度、医療・看護必要度がどのように変化しているか、また基準通りに取れているかのチェックを必ず行います。

　このように自病棟の収入に関して敏感になる必要はありますが、一方でまず大前提として伝えたいのは、「何のために加算を取るのかを理解すること」と「加算の要件を遵守すること」の２点です。

何のために加算を取るのか

　病院は診療報酬制度によって運営されているため、いかに加算を取るかということばかりに目が向けられがちです。しかし同制度の**本来の目的は、「患者が適切な医療を受けられるようにすること」**です。２年ごとの改定では、時代の変化に合わせ、エビデンスに基づいて加算がついたり調整されたりしていきます。その際の考え方としては、「加算を取るためにどうするか」ではなく、**「患者にとってより良い体制を整えるためにはどうすればよいのか」**を考え、対応することであり、その結果、加算取得につながるのです。この考え方の原則を忘れてはなりません。

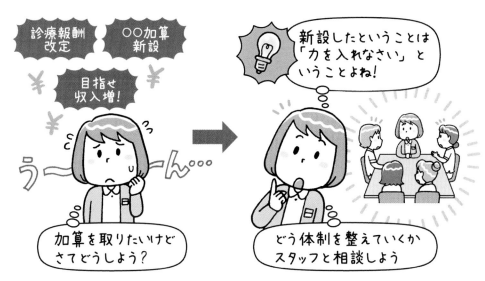

「患者にとってより良い体制を整えるためにどうするか」というのが診療報酬の考え方

加算の要件を遵守するとは

　どのような項目で加算が取れるのかを知ることは大切ですが、その加算は**「何をクリアすることで支払われるのか」**ということもきちんと理解しておく必要があります。

　たとえば患者に心電図モニターを装着しても、医師の指示がなければその行為に診療報酬は支払われません。そのことを知らずに「心配だから」と必要以上に装着したり、もしくは知っていても医師の指示があったことを記録として残しておかなければ診療報酬は支払われないのです（注：2022 年度改定より「心電図モニターの管理」は評価項目から削除されています）。当たり前のことですが、支払いに関してはシビアに対応されます。

　ですから看護師長には、必要事項をしっかりと理解し、**「必要な人たちに対してルールにのっとって処置を行い、そのコストをきちんと請求する」**という意識を持ってほしいと思います。

物品管理は安全と費用対効果を考慮する

　物品管理は、安全と費用対効果を考えて行うのが鉄則です。スタッフから「この物品を購入したい」という申請があったときに、効果的・効率的に材料を使っているか、無駄な廃棄をしていないかなどを確認する視点が必要です。

　ある看護師長から聞いた話ですが、滅菌して再使用できるハサミを汚物と一緒に廃棄していたことがあったそうです。忙しさの中で当たり前のように行われるようになったのだと思いますが、それでは病棟の予算はハサミの購入で占められてしまいます。このときはハサミの在庫管理を看護補助者に一任し、「こういうシステムでハサミを管理します」と病棟全体で共有したとのことです。そうすることで、使用済のハサミはいったん看護補助者の手に渡り、滅菌に回されて再使用できる状態で戻ってくるという仕組みができ、ハサミにかかっていたコストの削減ができたそうです。物品管理はまさに財務管理であるとも言えるのです。

看護師長の課題であるベッドコントロール

　病院の経営状況を評価する一つの指標として、患者一人当たりの入院単価や外来単価が挙げられます。一つのベッドが空いているということは入院単価が下がるということ、つまり病院の収入が下がることになります。そのため病院は、できるだけ患者を受け入れる方向で動きます。

　ここで看護師長が見ておくべきことは、重症患者が多く入ってくることで「スタッフが疲弊していないか」ということです。上から言われるがままに患者を受け入れていくのか、スタッフの様子を見ながら受け入れるのか。どのような意思決定をするかは、看護師長の手腕にかかっています。

　スタッフが疲弊している様子があっても、どうしても受け入れなけれ

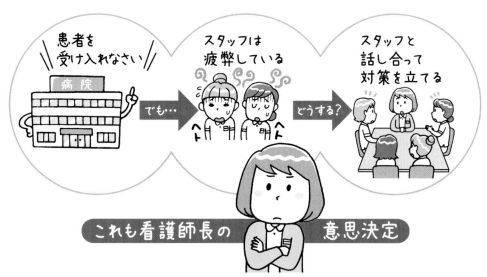

患者を受け入れるかどうかの意思決定は、看護師長の手腕にかかっている

ばいけないときには、スタッフとしっかり話し合うことが必要です。どうすれば受け入れられるか、できるだけ負担の少ない方法はないかなどについて、スタッフとともに考えます。重症患者が多く、スタッフの負担があまりにも続く場合は「受け入れない」という決定を下さないといけないこともあるでしょう。看護師長は病院全体のことを考えつつ、どのようにすればスタッフの状態を考慮しながら受け入れが可能になるかということを、常に念頭に置いておく必要があります。

　ベッドコントロールは病院の経営に大きく関与しています。ポイントは、スタッフの労働状況も考えておくことです。そのためには入院だけでなく退院・転棟システムも構築しておく必要があります。入退院支援センターなどを作って入院時から退院を支援し、入退院をスムーズにしている病院も増えています。これは新たな患者を入院させるための一つの仕組みです。患者にとっては早く退院することができ、病院にとってはスムーズに新たな患者を受け入れることができるためベッドの回転率が上がって入院単価が高くなり、経営にとってもメリットがあります。

⑦教育・人材育成

「人を育てる」とはどういうことか

　組織の中で「人を育てる」とはどういうことでしょうか。看護管理者が「こんな看護師になってほしい」と話すのをよく耳にしますが、看護管理者がスタッフを操作して「育てる」のではなく、その人自らが自身の能力を高めていけるよう、背中を押したりきっかけを与えることが人を育てることだと私は考えています。そのためには、55ページでも少し述べましたが、管理者がスタッフ自身の持っている潜在能力を見つけてその能力を発揮してもらうこと、これが教育の原点だと考えます。ある教育者の先生が語った「一人としてよいところがない人に出会ったことがない」という言葉が心に残っています。**その人の秘められた能力を見つけること、そしてできれば引き出して開花させること。これが教育する側である看護師長の役割**です。

　「うちの病棟ではこんな看護師を求めている」という話もよく聞きますが、そのような考え方は画一的ではないでしょうか。これからの時代、リーダーには、スタッフの多様な個性に関心を持ち、その多様な能力を伸ばしていくことが求められます。**「多様性」は強い組織づくりのキーワード**でもあります。スタッフ一人ひとりが違う意見を出すことで、変化に対応できる新しい病棟がつくられていくはずです。

　病棟のリーダーである看護師長には、スタッフ自身がワクワクしながら自分の能力を認識して、自ら高めていける力をつけることを支援し、その能力をのびのびと発揮できる場を設けていってほしいと思います。

人材育成のプロセスは対話から

　人材育成のプロセスとして欠かせないのが「対話」です。看護師長だけではなく、スタッフもそれぞれビジョンを持っています。そのビジョ

ンを対話で聞き出して、達成に向けた行動を支援していくことで、スタッフ個々の能力を引き出すことにつなげることができます。

成長インセンティブを聞き出す

　人材育成を進めるうえでは、「スタッフ一人ひとりのインセンティブは何か」が肝になります。育てようとするのではなく、育つポイントを見つけることが先です。そのためには本人が何を思っているのか、まずは聞いてみないとわかりません。話を聞くことで目に見える知識や能力だけではなく、性格や価値観などの見えない部分も含めて、伸びしろとなるものを引き出していきます。大事なのは、本人が「こうなりたい」という"成長インセンティブ"を聞き出したうえで、組織や部署のビジョンとすり合わせていくことです。本人が成長していく方向が、組織に貢献していく方向と合致すると Win-Win ですが、必ずしもうまくいくとは限りません。完全には一致しなくても、個人のビジョンが組織のビジョンに貢献するように、スタッフ自身が考えるよう仕向けていくことが看護師長の役割だと考えます。人材育成はそれ自体が目的ではなく、部署がよい成果を出すための手段の一つです。そのために「スタッフが参加していくこと」が教育になると思います。

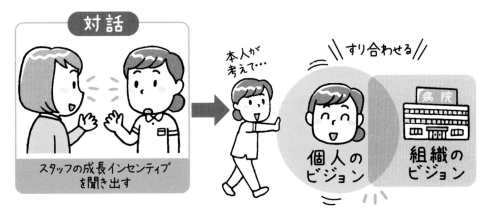

個人のビジョンが組織のビジョンに貢献するよう、対話を通してスタッフ自身に考えさせる

対話で関係性を構築する

皆さんがスタッフを見ているのと同様に、スタッフも皆さんのことを見ています。それをつなぐのが「対話」です。**対話のコツは「相手に関心をもつこと」**です。「師長さんは私のことを自分ごとのように考えてくれる」と感じると、スタッフは心を開きやすくなります。「人心を掌握する」というと言い過ぎかもしれませんが、話しやすい・何でも話してよいと思える関係性をつくることは、教育においても大事なことです。

看護師長とスタッフとの関係性は50対50だと私は思っています。看護師長が一方的に教えるという立場を貫く必要はなく、半分は相手から教わることがあってもよいのです。あまり身がまえず、「教え合っていく」というスタンスで向き合うとよいのではないでしょうか。

新人看護師の技術・態度は「守破離」の視点で

新人の技術・態度を磨くには**「守・破・離」の視点**が大切です。この守破離は日本の伝統芸能の教え方に由来しているといわれています。はじめは基本的な知識・動きを覚え、それを発展させて、新しい技術を創り上げるプロセスをいいます。

「守」〜社会人としての"型"を学ぶ〜

新人に最初に教え込むのは「守」にあたる"型"です。社会人としての所作あるいは立ち居振る舞いともいいます。あいさつや患者への態度など、一見見過ごされがちな礼儀や作法を最初にきちんと教えていくことで、習慣として身につくようにしていきます。私たち看護職は人間関係を軸に人を支えていく仕事ですので、最初のあいさつや患者に関わるときの態度はことさら大事だといえます。「朝のあいさつをしなさい」と直接指導するのではなく、看護師長や先輩が自ら率先してあいさつす

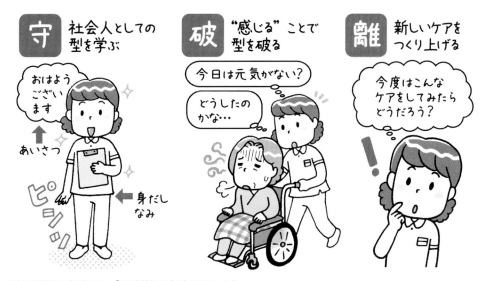

新人看護師の教育には「守破離」の視点を用いよう

る姿を見せるのがよいでしょう。**新人は先輩の所作を真似ながら学び、自分のものにしていきます。**それを温かく見守ることがポイントです。

「破」〜“感じる”ことで型を破る〜

　型ができたら次は守破離の「破」です。つまりそこからいかに発展するかです。マニュアルに書いてあることはしなければなりませんが、それは最低限押さえるべきことです。淡々と業務を遂行するのではなく、「この患者さんには何かがある」と感じたら、見過ごさずにその「何か」を追究していきます。たとえば「いつもよりおしゃべりが少ない」「元気がない」などの異変を感じたら、「なぜだろう」と考える。そして他のスタッフや患者の家族に聞くなどしながらその理由を探して対処できると「型を超える」ことになります。

　「業務を遂行する」＝「型」だけではより良い看護になっていきません。「型を破る」という段階に進むためには、まず**「感じる」**ことが大事です。そしてその感じたことを大事にして問題を発見すること、これ

が「破」の入口になります。看護職の間では「看護は“感性”が大事」という話をよくしますが、この“感性”は守破離の「型を破る」ことに深く関係してくると思います。感じなければ型は破れません。

「離」～新しいケアをつくり上げる～

「破」で新しい課題を見つけたら、最後は「離」です。「離」とは新しい方法を生み出すことです。これまでの多くの経験を踏まえながら、新しいケアの方法を編み出すこと、つまり**「新しい価値を創造する」**ということです。スタッフが業務を行う中で「こういうふうにしたらいいのではないか」ということがあれば、ぜひ提案する機会を設けてください。研究活動などに取り組み、新たな発想を生み出すことも「離」の一つかもしれません。

見守るだけでは伝わらない人にはどう指導する？

スタッフを指導するうえでは温かく見守ることが必要ですが、中には言葉で言わないと伝わらない人もいます。そこは臨機応変な対応が必要です。

とはいえ、言っても伝わらないこともあります。だからといって一概に「その人が悪い」と決めつけるのではなく、まずは自分が歩み寄ってみることも必要ではないでしょうか。人を変えることは難しいものです。無理に相手を操作しようとせず、そのスタッフに対する見方や対応の仕方を変えてみるなど、自分が変わってみることも時には必要です。

ラダーや研修はあくまで手法

　院内外ではさまざまな研修が組まれ、多くの看護師が業務の一環として、あるいは自己研鑽のために参加しています。また、日本看護協会のクリニカルラダーなど、看護の実践力を測る共通ラダーも登場し、それらを活用してスタッフの育成計画を立てている施設もあるでしょう。しかしこれらはあくまでも「手法」であり、その手法を活用してスタッフが学んだからといって人材育成が完成するというものではありません。もちろん教育のベースとしては活用できますが、現場での実践や問題解決に即つながるとは限らないということを理解しておく必要があります。自動車の運転免許を取得したからといって、即公道で上手に運転できるようになるわけではないのと同じです。

患者との経験を積んで学び続ける

　ラダーを修得したら、まずさまざまな患者との経験を積んでいくことです。そしてよいケアを提供するためには自己内省を繰り返しながら、現在行っている看護にどのような意味があるのかを理解していきます。たえず自己と対話しながら学び続けていく中に答えがあります。

　またスタッフには、誰かから言われたからそうするのではなく、自らの力で真剣に課題にぶつかっていく力が求められます。どのような看護師が成長していくかに答えはありません。**何かあったときに克服する力を身につけ、一人ひとりが“生き抜く力”を持てるように関わっていく姿勢が看護師長には求められます。**そのためには、すぐに答えを与えるのではなく、スタッフが自身で答えを導き出せるように関わっていくことが必要です。

人はチームで育つ

　私は「人はチームで育つ」と考えています。教育担当者が設けられている病棟でも同様です。とくに看護師はチームで仕事をしていく職種であり、そのチームメンバーは十人十色です。そこで**「誰かが教える」という考え方ではなく、「誰かが補う」という考え方**をしてみてはどうでしょうか。自分が仕事を引き受けたり、誰かに仕事を任せたりという経験を積み重ねていくことで、チームはつくられていきます。世の中にはいろいろな人がいるということを念頭に置いて、お互いができないところは補っていく「相補性」の考え方です。

　またその場合、看護師長もスタッフに対して**タテの目（役職の上下や優劣）**ではなく、**ヨコの目（この人は何ができるかという視点）**で見ていけるとよいでしょう。自分にはない相手のよさや特徴を探していくと、そのヒントが見えてくるかもしれません。

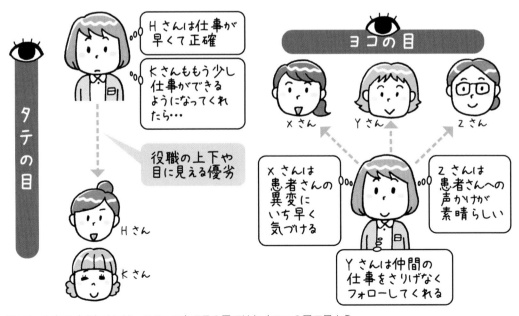

よいチームをつくるためには、スタッフをタテの目ではなくヨコの目で見よう

子育て中のスタッフは成長が止まっているわけではない

　「保育園に子どもを迎えに行くので 17 時に帰っていいですか」。最近は働き方改革の流れもあり、こう言って堂々と帰るスタッフがいます。研修医もきっちり 17 時に退勤する時代なので（ベテランの医師たちからは愚痴も聞こえますが）、よいことだと思います。しかしたとえそう思っていたとしても、看護師長としては「必要な研修に参加してほしい」「月に 1 回だけでも夜勤に入ってほしい」と考えてしまうこともあるでしょう。また、代わりに負担が増えるスタッフがいれば不満にもつながります。

　しかし見方を変えると、そのスタッフは仕事が終わってからも育児という未知の分野で学んでいるのです。学ぶエリアが違うだけで、子育て期間に成長していないわけではありません。一生懸命、子育てしているスタッフに対して部署の空気は否定的ではありませんか？　職場でも家でも一生懸命働いている人に、さらに負担をかけようとするのは過酷です。子育て中のスタッフに対しては、長い目で成長を見守るのはどうでしょうか。子どもはいつかは大きくなります。誰か一人が負担を被るというのではなく、あくまでお互いさまであり、助け合えるチームになれたらと思います。

本心が出せるチームづくりをする

　そのようなチームをつくるためには、まずお互いの本心が出せることが大前提となります。「できないことはできない」と素直に言うことができ、できないことは助けてもらい、自分ができることは助ける。お互いに相手のできることとできないことを知り、相互に補い合うことで、心を開いて付き合える関係性を築くことができると考えます。そのために看護師長ができることとしては一人ひとりの話をよく聞くこと、またスタッフの気持ちをわかろうとする姿勢を示すことです。スタッフへの

思いやりや配慮もリーダーには必要です。

　私の経験ですが、子育てが終わった看護師が復帰後に大活躍し、管理職になったり、社会的な活動をする例もたくさん見てきています。子育ては一時期的なものです。看護師長は長い目で見て支援してください。

「どんな看護師を育てたいか」という問いに対して

　看護管理者や教育担当者の間で「どんな看護師を育てたいか」ということはよく話題になります。あなたならどう答えますか。「看護計画が立てられる」「患者に対して〇〇できる」などはひとまず置いておいて、看護職として、一人の人間として、どんな人を育てたいと考えるでしょうか。昔は私もよくわかりませんでしたが、さまざまな経験を通して今このように考えています。

・生き抜く力が強い看護師
・一つの課題に対して解決策をいくつか出せる看護師
・物事の全体を俯瞰できる看護師
・いろいろな人とうまくやれる（協働できる）看護師

　これが唯一の正解というわけではありません。さて、皆さんはどう考えるでしょうか。

Reflection　〜自由に書き出してみましょう〜

▷ **スタッフ一人ひとりのよいところを挙げられますか？**

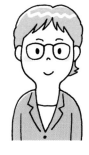

よいチームをつくるには、
まずはスタッフ一人ひとりに
関心をもつこと、スタッフを知ろうと
することが大切です。

⑧トラブル対応

看護師長に必要な問題解決力

　数名の看護師長に最も労力を要する仕事を尋ねたところ、「患者・家族からのクレーム対応」「スタッフ間のトラブル対応」「医師への対応」という回答が複数挙げられました。現場で起こるこうしたさまざまな問題に対し、解決を図っていくことも看護師長の役割になります。**問題解決力は、①問題や課題を発見し、②原因の特定を行い、③問題解決に努めるという3ステップからなります。**

　安全に通常運転していても問題は突如発生します。小さな問題でも放置すると徐々に問題が膨らみ、取り返しがつかなくなるような大きな問題へと発展するケースは少なくありません。看護師長は職場内での小さな変化に気づき、早い段階で解決へと動くことが重要です。一方、どんなに注意していても事故が起こってしまう場合もあります。その場合も被害を最小限に食い止めることが大事です。問題解決は「**先手必勝、後**

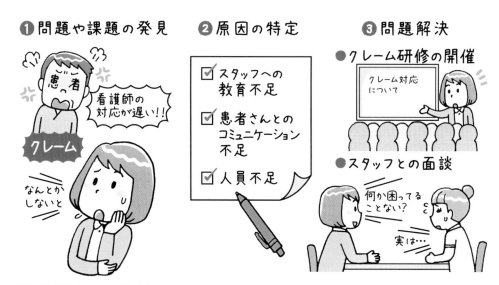

❶問題や課題の発見　❷原因の特定　❸問題解決

患者　看護師の対応が遅い!!　クレーム　なんとかしないと

☑ スタッフへの教育不足
☑ 患者さんとのコミュニケーション不足
☑ 人員不足

● クレーム研修の開催　クレーム対応について

● スタッフとの面談　何か困ってることない?　実は…

問題解決力は3ステップからなる

手最少（被害を最少に食い止める）」です。

忙しい中、どうすれば問題解決は可能？

　「手段を選ばず」と言うと語弊があるかもしれませんが、忙しい現場で問題解決をしていくには「走りながら（コトを走らせながら）考える」スタンスでよいと思います。最初は達成度40％でもいいので風穴を開ける、次に方法を変えたり改善して60％にし、必要があればさらに修正して80％を達成する、というイメージです。

トラブル発生時は冷静に事実を把握する

　人と人との間、たとえば患者・家族とスタッフ間、スタッフ同士、医師とスタッフ間などにトラブルが生じたときは、まず**「双方の言うことをよく聞く」**ことが大切です。解決を急がず、冷静に双方の話をよく聞いてください。当事者が感情的になっているのであれば、なおさら事実を把握することが必要です。何が起こっているのか現状を把握することで自ずと答えは見えてくるものです。

　大きいように見えた問題の背後には、実は意外な事実が隠れていることもあります。私が病院で管理者を務めていた頃の話ですが、「患者が退院してくれない」と、スタッフから連絡がありました。「ベッドは満床で、その患者が退院しなければ次の患者が入院できない状況です。朝の10時には退院することが決まっていたのですが、その患者は一向に帰ろうとしません。ベッドが空かないのですがどうしたらいいでしょうか」とのことでした。そのスタッフに確認すると、患者は「帰りたくない、入院させてほしい」と言っていると言います。そこで、まもなく次

の患者が入院してくるという時間に私が病室に行ってみると、当の患者は帰っており、ベッドにはいませんでした。実は「帰りたくない（帰してほしくない）」と言っていたのは家族である奥さんだけだったのです。スタッフが奥さんに「次の患者さんが入ってきます」と言うと、奥さんはそれ以上は何も言わず患者とともに帰っていかれたとのことでした。スタッフは患者が帰りたがらないことを大きな問題ととらえ、「帰らなかったらどうしよう」という思いで頭がいっぱいになり、患者が自分の意見で「帰りたくない」と主張していると一方的にとらえたのだと思います。問題が起きたときは冷静に事実を見ること。これがいかに大事であるかということがよくわかる出来事でした。

医師と看護師のトラブル

　医師と看護師の見解のズレは誰でも経験したことがあると思います。私もそうでした。しかし医師は共に働く仲間です。そこで対立関係ではなく、協働していくスタンスが大事です。看護師長に対して、よく「医師の言いなりになっている」「もっと看護側の主張をしてほしい」などと言うスタッフがいますが、まずは根本的に「**どうすれば患者によい治療とケアを提供できるか**」という視点を忘れてはいけません。あくまでも「患者最善」が第一です。医師はそれに向かって協働していく心強い仲間であるはずです。

医師に意見を伝えるときは論理的に

　協働するためには、相手の言うことをよく聞いて、こちら側の意見も伝えることが必要です。医師と看護師は主従関係ではないので、患者に何かあったときは、ひるまず冷静に医師に状況を伝えましょう。ただしその際には断片的に情報を伝えるのではなく、論理的に伝えるようにします。できれば情報を正確に把握して、５Ｗ１Ｈを使って時系列で伝え

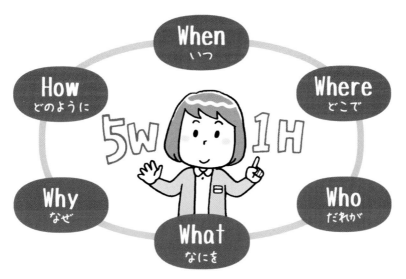

状況を伝えるときには５Ｗ１Ｈを使って時系列に伝えるのがポイント

るとよいでしょう。その時点でわかっていないことは、はっきりと「わからない」と伝えてかまいません。医師が何を言っても冷静に応対します。相手の言い分に納得できなければ引き下がらなくてもよいのです。問題が重大で長引くようであれば、立ち話ではなくきちんと座って話をすることも大切です。また周りが騒がしいところで話すと心が落ち着きません。静かなところ、できれば個室で話し合うのがよいでしょう。

事実を正確かつ具体的に把握して伝え、解決策を相手にも聞く

　医師と看護師間の対立では、パワーバランスにより医師の言い分が大きく見えて、看護師が負けそうになることがあるかもしれません。**口頭でうまく伝える自信がない場合は、メモを見ながら伝える方法もあります。**たとえば「先生の言い方では看護師が萎縮してしまいます」というようなスタッフからの相談はよくあります。その際も、「どのような場面で、どのようなことが起こり、どうして看護師が萎縮してしまうのか」という事実を、正確かつ具体的に把握してから医師に伝えます。

また、**伝える際には解決策を一方的に示すのではなく、相手にも考えてもらうことが近道になることもあります。**「先生はどう思いますか」「なぜ看護師は萎縮してしまうと思いますか」と相手に聞いてみるのです。うまくいくかはわかりませんが、少しでも応答があればしめたものです。それを皮切りに解決策を提案できるからです。反対に、「私はこう思うのですが、先生もこうしていただけませんか」とこちらから一方的に相手を操作しようとすると、解決に向かわない場合があります。解決策を先に提示すると「Yes」か「No」の答えしか返ってこないことがあるからです。相手には相手の考えがあるはずですから、まずはそれを引き出すことがポイントです。

患者最善に向けて他職種を味方につけておく

　医師との関係性について触れてきましたが、日ごろから医師を「味方」にしておくことも大切です。この「味方」とは何でしょうか。私の考えでは、相手に自分を敵と思わせないこと、つまり**「相手の懐に入っていくこと」**だと思います。これは医師に限りませんが、相手の懐に入るためには、悩んでいることやうまくいかないことを積極的に相談する姿勢を持つとよいでしょう。

　たとえば臨床検査技師に「看護師が忙しいので、朝の採血を手伝ってくれませんか」と伝えるだけでは、当然受け入れてもらえません。自分たち臨床検査技師が苦労しなければならないことをすんなりと受け入れられるはずがないからです。「朝の採血がスムーズにまわらないのですが、何かよい案はないでしょうか」とまずは相談のかたちで話を持ちかけます。そもそも協力してもらいたい理由は何でしょうか。それは**患者にとってメリットがあるから**です。朝、臨床検査技師が採血してすぐに検査を実施することで、患者は検査の結果が早くわかり、早い時間帯に治療に入ることが可能になります。「自分は患者のために動いている」

ということを常に心に持ち続け、それを相手にも示すことが大切です。**「患者最善」という方向にノーと言う職種はいない**でしょう。「患者のためにどうするのがベストか共に考えましょう」ということであれば、臨床検査技師も一方的に仕事を押し付けられているとは思わず、耳を傾けようとしてくれるのではないでしょうか。

　このような日ごろの相談場面においても、医師や他職種の立場や状況に気を配っておくことが後々味方を得ることにつながるかもしれません。皆さんは看護師だけに目を配っていればいいというわけではありません。看護師長とは、**他職種の状況も把握し、患者最善のための調整をしていく役割**であることを意識しておきましょう。

スタッフ同士のもめごと

　皆さんの病棟で、まだ仕事が残っている状態の中「私は 17 時に帰ります」と退勤するスタッフがいました。すると「仕事が残っているのに、さっさと帰ってしまう先輩がいるんです」と若いスタッフたちが報告しにきました。さて、皆さんならどう対応するでしょうか。

　人は自分の思い通りにならないとき、人の批判をしたがるものです。看護師長自身も、「もうちょっと私たちのことをわかってほしいよね」と陰でスタッフに言われているのを耳にすることがあるでしょう。そのときに「自分が悪い」と考えるのではなく、そう言う人たちがいるということは「何かがうまくいっていない」「気持ちよく働くことができていない」状況があるのではないかと考えます。つまり**「現場で何が起こっているか」を考えることが大切**なのです。人の批判をするという、その氷山（見える部分）の下に一体どのような原因があるのかをしっかりと考え、アプローチしていく必要があります。表面的には文句ばかり言っていたとしても、基本的にはどの看護師も（患者にとって）よい仕事がしたいと思っています。これが氷山の最下層に隠れている真の思い

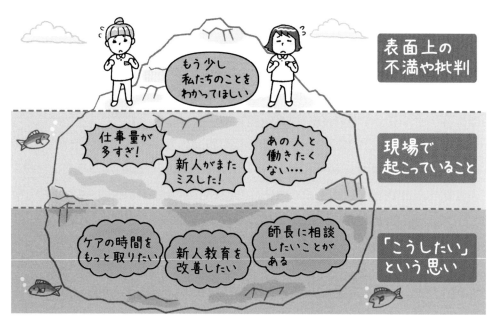

氷山の下には一体どんな原因が隠れているのか？

です。言葉の表現はさまざまかもしれませんが、自分の仕事をしやすく
するためという裏に、「病棟をこのようにしていきたい」「患者さんに
とって最もよい方法は何だろうか」という前向きな思いが潜んでいるの
です。看護師長は対話などでその真意を引き出していくことが大事です。

一方聞いて沙汰するな

　「一方聞いて沙汰するな」という言葉があります。一方が発言したことだけを真に
受けて判断するのではなく、何が起こっているのか「事実」を冷静にとらえ、情報を
集め、問題を解決していく重要性を説いています。前述の17時になったらさっさ
と帰る先輩看護師にもきっと言い分があるはずです。

Reflection　〜自由に書き出してみましょう〜

▷文句を言われたときに、その原因を考えてみましたか？

相手の文句の下には
さまざまな思いや事情が
積み重なっているものです。

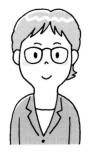

3. 業務における役割やポイント 問題解決

⑨他部署との交渉

多職種間の業務移譲は相談が肝

　看護師長になると、他部署や他職種と合同で行う会議の場に出席する機会が多くなります。また委員会などで看護師の代表として発言を求められる場面もあります。日々の業務の中でも、自病棟に関わる薬剤師や管理栄養士、臨床検査技師、臨床工学技士などと話し合いを行わなければいけない問題が出てきます。看護職以外のさまざまな専門職の協力が必要になる中で、働き方改革に関連した業務分担に関することも含め、多職種チームで仕事をする機会がますます増えていくと考えられます。

　たとえば近年では、診療報酬の動きに伴い、病棟で薬剤師が活動する機会が増えました。これを機に、もともと看護師が行っていた薬剤に関連する業務を薬剤師に移譲する動きも増えているのではないでしょうか。その際、「この仕事をお願いします」という移譲の仕方では、当然ですがうまくいきません。薬剤師にもこれまでのルーチンの仕事があります。まずは積極的に相手と関わり、徐々に仕事の分担について話し合っていくことが必要です。

　薬剤の知識を最も持っているのは薬剤師であることに間違いはありません。薬剤に関する医療事故は現在でも多く発生しており、薬剤管理についても薬剤師に担ってもらうほうが医療安全の観点からよい場合もあります。しかし薬剤師からは「人が少ないからできない」と断られることがよくあります。前項の他職種を味方につける話（106ページ）でも述べましたが、そのようなときは「どうすればできそうか一緒に考えてくれませんか」と聞いてみるとよいでしょう。「薬剤関係の事故が多いのですが、どうしたらよいと思いますか？」と**相談を持ちかけ、相手から解決策を提案してもらう**方法を取ります。つまり相手から「やる・やらない（Yes or No）」の答えではなく、その間にある解決策を出してもらい、方法を見出していくことがポイントです。

　医療事情は目まぐるしく変化しています。「今まであの職種がやっていたから」ではなく、**協働することによってより効率的・効果的に仕事ができる可能性を見出していくことが大切**です。前述のように、医療安全の観点から「どうすれば患者に最適な看護が提供できるか」という視点で職種間の業務分担を検討していきます。看護師長として頭に入れておくべきは、医療界、そして病院全体でチーム医療が推進される中で、「自病棟はそれに沿った取り組みをしているか」という点です。たとえば医師の働き方改革が推進されているなかでは、自分たち看護職の働き方がどのように変わっていくかについて看護師長は注視しておく必要があります。多職種間でタスクシフト・シェアの議論もさかんですが、やらされ感ではなく、アクティブにとらえてスタッフにも共有していくことが求められます。また看護補助者などにタスクシフトを検討する場合は、相手に受け入れる余力があるのかを確認し、合意を得たうえで進める必要があります。

患者の全体をいつも看ておこう

　多職種間の業務移譲が進む中で、患者を統合的に看ていくことは看護師の重要な役割です。ある病院では、点眼の指導は以前は看護師が担当していましたが、現在は薬剤師が行うようになりました。薬剤の効用から副反応、管理方法、自宅での薬剤の保管方法などの説明もすべて薬剤師が患者に行っているそうです。「餅は餅屋」という言葉がありますが、より専門性の高い職種が専門的なケアを行うことは患者にとってもベストなことです。しかし、それだけでは部分最適ではあっても全体最適とはいえません。24時間365日患者のそばにいるのは看護師です。患者の全体を看て、治療とケアが効果的に進んでいるかをチェックするのは看護師の役目です。

3. 業務における役割やポイント 問題解決
⑩患者・家族対応

クレーム対応は先手必勝

　患者・家族への対応、とくに家族からのクレーム対応は、看護師長にとって非常に悩ましい問題の一つです。ここでも 102 ページで述べた「先手必勝」がキーワードになります。

患者ラウンドを活用する

　クレームについてはどう対応すればよいでしょうか。まずは**「予防すること」**が大事です。予防方法の一つとして考えられるのが、患者ラウンドの機会を活用することです。

　ラウンドを行う際は、患者が看護師長である自分に何か話したそうにしていないか、患者の表情や言葉をよく観察します。決して時間がないそぶりを見せてはいけません。こちらから積極的に話しかけるなどして、何でも話していい雰囲気をつくり、患者が抱えている問題を患者自身が発信しやすいようにします。このときに問題を察知し対応することができれば早期に手が打てます。ただし、プライバシーに関わる問題もあるため、個別に話を聞くことができる部屋を提案するなどの配慮も必要です。

リスクを見極める力

　患者・家族から上がってくる問題は多岐にわたります。とくに多いのは「医師との関係」「治療がうまくいっているか」「看護師の態度が悪い」などです。これらのクレームは看護師長が直接受ける場合も多く、その問題解決は皆さんに課せられた仕事です。

　問題になりそうな状況に何となく気がついてはいるけれど、慌ただしい中で流してしまったり、そのまま放置していると、患者の不満はますます大きくなっていきます。少しでも早く状況を察知して、火種が大き

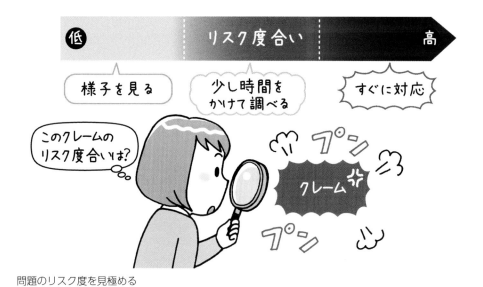

問題のリスク度を見極める

くならないうちに対応します。それが部署にとっても患者にとっても、結果的に早い解決へとつながります。これを**クレームなどに対する「先手必勝」**と私は言っています。対応が遅れて患者や家族から投書でクレームが伝えられると、結果的に対応に多くのエネルギーがかかることになります。

　42 ページでも少し述べましたが、問題が発生したときには、①この問題はすぐに手を付けなければいけないものか ②少し時間をかけて調べないといけないものか ③手を付けなくてもよいものかの 3 つのうちのいずれであるかを看護師長は判断しなくてはなりません。つまり看護師長には、リスク度が高い問題を見極める力が求められているのです。

スタッフと患者が揉めているとき

　看護師長は、スタッフと患者が揉めている場面にもよく遭遇すると思います。このとき、患者の言い分とともに、スタッフの言い分もよく聞

くことが大事です。患者の言っていることが常に正しいとは限らないからです。

　患者の「責任者を出せ」という声に対しては積極的に出ていきましょう。怖がることはありません。ただしそのような場合には**二者間だけで話をしないことが鉄則**です。病院によっては対話推進室が設置されていたり、医療メディエーター（医療対話推進者）の役割を持つ職員がいるところもあります。クレーム対応ではできるだけ専門職と協働し、透明性を確保することを心がけましょう。もし重大な医療事故の可能性がある場合は、即時に専門部署と情報共有しながら一緒に対応していきます。決して自分一人で責任を負おうとしないことです。

　一方で、看護師が原因で患者にとって不利益なことが起こったのであれば、一貫して真摯な態度で接することが必要です。看護師に対しては、「話したいことがあったのに無視された」「私にだけ冷たい」「ナースコールを押したのになかなか応答しない」など、態度に対する苦情が多いように感じます。その場合には**該当スタッフによく話を聞いてみる**ことが大事です。

　時には診療妨害のような行為をする患者もいます。たとえば看護師を正座させて謝らせるなどの対応を迫る患者には、関係部署と相談して転院してもらうなど、毅然とした態度で対応する必要もあります。「患者中心」という言葉がありますが、それは何でも患者の言う通りにするということではありません。患者と医療者はあくまで50対50の対等な関係であると私は考えています。

看護師長がラウンドする意義

　入院中は誰でも不安なものです。そんなときに病棟のトップである看護師長がベッドサイドに直接あいさつに来るという行為は、患者にとって一つの安心材料になります。

　一方、医療者側にとっては、普段ケアをしているスタッフとは別の看護師長の目を入れることでリスク管理ができます。看護師長のラウンドは、スタッフができているか・できていないかを見るためではなく、スタッフとは違う視点で患者の様子を見るために必要なのです。

第**3**章

座談会
現場では教えてくれない！
自分で切り開く
看護師長の将来ビジョン

実際に看護師長たちはどのような思いやビジョンを抱きながら日々業務を行っているのでしょうか。4名の看護師長・副看護師長に、師長になってよかったことや苦労していること、師長に求められると思われる力などについて赤裸々に語っていただきました。

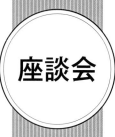

座談会

「べき論」にとらわれない
新しい時代の多様なリーダーシップのあり方

時代が大きく変化し、多様な生き方が叫ばれる今、看護管理者は将来ビジョンをどのように描いていけばよいのでしょうか。異なる地域で活躍する４名の看護師長・副看護師長（以下、師長）に、やりがいや難しさ、理想のリーダー像などを語っていただきました。それぞれの個性や環境を活かして実践を重ねる姿から、新しい時代のリーダーシップのあり方が見えてきます。

人それぞれに違う「師長に選ばれた理由」

坂本　看護師長さんたちの多くは不安を抱えています。新米師長さんだけでなく、10年以上の経験があってもまだ、自分がきちんとやれているのか不安な人もいます。そういう師長さんたちに力を与えることができないかと思い、今回４名の師長さんにお話しいただくことになりました。まずは自己紹介からお願いします。

竹内　諏訪赤十字病院の竹内です。2022年４月から脳血管センターの病棟師長を務めています。その前は、主任と同じ立ち位置となる係長を５年間務めていました。現在の病棟に異動して２年目ですが、その前は10年ほど手術室勤務でした。久しぶりの病棟勤務で師長を担うことになり、本当にできていないことが多いと思いながら日々勤務しています。

土屋　北里大学病院で婦人科と救急の後方支援病棟の師長をしています。師長は３年目で、その前は４年ほど医療の質・安全推進室におり、うち３年間は医療安全管理者をしていました。その前は救急ICUに７年間いて、そこで主任を５年、係長を１年経験しました。

内山　新久喜総合病院で手術室副師長を務めている内山です。九州のグループ病院で６年間、手術室を経験したあと、今の病院に転勤して６年目になります。今の手術室で副主任を２年、主任を２年経験し、2022年の春から副師長になりました。

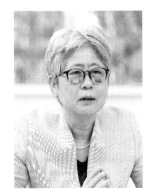

坂本 すが
（さかもと・すが）

東京医療保健大学　副学長・看護学科長・教授
和歌山県出身。1972年和歌山県立高等看護学校保健助産学部卒業。1976年関東逓信病院（現・NTT東日本関東病院）入職。同産婦人科病棟婦長などを経て、1997年〜2006年看護部長を務める。2006年東京医療保健大学看護学科長・教授就任。2007年埼玉大学大学院経済科学研究科博士課程修了。2009年中央社会保険医療協議会専門委員。2011年6月〜2017年6月、公益社団法人日本看護協会会長。2017年6月より現職。2017年10月〜笹川記念保健協力財団会長アドバイザー、2021年3月〜日本看護管理学会理事長を務める。

宮本　近畿大学病院の宮本です。看護師としては23年目、副看護長になって5年目です。今はSCUとコロナ病棟、コロナ疑似症例を受け入れる部署の3つのフロアの所属長として、看護長と同じような役割を担っています。

本谷　ありがとうございます。私は東京医療保健大学で看護管理分野の研究をしている本谷です。まずは皆さん、どうして自分が師長に選ばれたと思うかをお聞かせいただけますか。

土屋　私は医療安全管理者の経験があり、病棟全体を俯瞰して見られるようになったことや、急性期の経験があって気が強いところなどが関係しているかと思います。また、係長主任会という140人くらいの大きな会の運営をしていたので、リーダーシップの部分で評価されたのではないかと思っています。

内山　私はまったく想像していなくて、突然、看護部長から話がありました。今の手術室に6年いますが、その間に師長さんが3人代わりました。病棟から異動してきた師長さんたちでしたが、手術室での勤務は大変だったのだろうと想像できますし、手術室に異動してくれる人がなかなかいなかったのだろうと思いました。

宮本　私は主任を11年ほど経験したあとで師長になりました。どちらかというと気は弱いほうですが、コミュニケーションや調和をとることは少し得意なので、まわりと協調できるところが評価されたのではないかと思います。

竹内　私の場合は明確に「数年後には師長になろう」という意志がありました。普通はあまりなりたくないのかもしれませんが、私は少し変わっているのかもしれません（笑）。係長になるときも自分の意志でなりました。実際に師長になるのはまだ先だろうと思っていたのですが、坂本先生のマインド・ミッション・アクション研修に参加して、その研修報告書が看護部長の目に留まり

ました。それで「竹内さんなら現状を何とかできると確信した」と現病棟への異動を打診いただき、ゆくゆくはそこで師長になるよう言われたというのが経緯です。研修報告書にも書いたのですが、へこたれない気持ちや強い意志があること、失敗も多いですが行動力があって人を巻き込んでいくところといった部分で選ばれたのではないかと思っています。

坂本 「師長になろう」という意志を持ったのはどうしてですか。

竹内 昔はずっと実践現場にいようと思っていたのですが、「ベテランが責任を負わないのはずるい」と感じるようになり、責任を持って組織を牽引していこうと係長になりました。その次のステップとして、トップの責任で部署を管理していきたいという欲求が高まりました。

坂本 同じように管理に興味があった人はいますか。

宮本 私は2人目の子どもの産休に入る前に昇格の話が出ました。産休が明けてすぐは難しいので、しばらくは主任として働いたのですが、主任は実践と管理を両方やらなければならず、育児もあるため手一杯でした。そうしたなかで、「管理の視点で病棟をもっとよくしていけないか」ということを考えるのが好きなことに気づき、管理者に向いているのかもしれないと思うようになりました。

坂本 私も主任のときは、上からも下からもいろいろ言われますし、師長が許可しないと結局やりたいようにできないのが嫌でしたが、師長になってみると面白くて「向いているのかな」と思うようになりました。土屋さんはどうですか。

土屋 私は主任も楽しかったです。スタッフが約70人の大所帯で、お母さんみたいな存在の師長が4人の主任に権限委譲してくれたので、病棟を変えられる実感がありました。ただやはり、ルールを変えるにはもっと大きな力が必要だと思って医療の質・安全推進室への異動を希望しました。病院全体に関わる仕事を通して看護部に貢献したいと考えたのです。その経験が今、役に立っていると思います。

坂本 なぜ選ばれたのか、本当のところはわからないけれど、きっとその人が持っている師長としての素質を上司や仲間が気づいたということだと思います。竹内さんの場合は自分の意志なので少し異なりますが、「自分で自分のこ

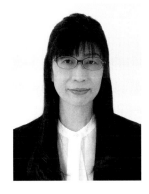

本谷 園子
（もとたに・そのこ）
東京医療保健大学大学院医療保健学研究科看護マネジメント学領域　助教
1999 年慶應義塾大学商学部卒業。2003 年東京医科歯科大学大学院医歯学総合研究科医
療経済学分野修了。その後、医療・看護系出版社勤務を経て、2011〜2017 年公益社団
法人日本看護協会に勤務。2017 年より現職。

とに気がついている」ということですよね。内山さんは「まったく想像してい
なかった」と言っていましたが、「自分が師長に向いている」と思う部分はあ
りますか。

内山　私はそもそも看護師にも向いていないと最初は思っていました。手術室
には卓越した技術を持つ先輩や頭が切れる人がたくさんいるのですが、自分は
そうはなれないし、ミスもよくしてしまう。でも一緒に働いていた麻酔科の先
生が「そういう人がいるからいいんだよ」と言ってくれたんです。「すごい人
ばかりだったら新人さんが挫折してしまうけど、内山さんがいたら“私にもで
きるわ”と思ってもらえるよ」と。その言葉がずっと自分の中にあります。だ
から、皆が尊敬するような人にはなれないだろうとは思いつつ、自分ができる
ことを自分なりに精一杯やろう、という感じですね。

竹内　私は基本的に頭がよいほうではなく、師長会の中で「こんな優秀な人た
ちの中にいてもいいのかな」と感じているので、内山さんの気持ちがすごくわ
かります。「こんな私でも師長をやっているんだから、あなたも絶対できるよ」
とスタッフに伝えています。

坂本　自分に合ったやり方で、スタッフも巻き込んでいく。とてもいいです
ね。一般的に今、管理者を目指す人は少ないものでしょうか。

土屋　私のところは係長も主任も元気で、認められて上に上がりたい人が多く
います。だから主任たちはいろいろ声を上げていくのですが、実際に師長にな
ると声が小さくなり、発言が少なくなってしまう人が多い印象です。皆、自分
の病棟を守りたいですし、師長だとその上に昇格する可能性も少なくなるの
で、現状維持になるのかもしれません。私はまだ師長になりたてなので、日々
精進して成長していこうと思っていますが、20 年 30 年と続けていると、管理

者志向がなくなっていく部分はあるかもしれません。

坂本 それ以上は狭き門だから、保守的になって静かになるわけですね。

宮本 当院では「管理者は仕事も増えてしんどい」と思う人が多く、あまり管理者の道を目指したがらない印象です。土屋さんのところはどうして希望者が多いのでしょうか。

土屋 当院は珍しく管理者志向が強いところだと思います。大学院に行く人も多いですし、認定看護管理者を含め認定看護師や専門看護師も70人以上います。承認欲求なのか、自分の個性を出していきたいからか……。なぜでしょうね。

内山 当院もなりたくない人のほうが多いと思います。これは手術室の特徴かもしれませんが、技術を持っているスタッフが多いので、転職がしやすいということもあると思います。

坂本 北里大学病院は長く勤務する人が多いようですから、そのあたりの違いもあるのでしょうか。

竹内 当院も長く勤務する人は多いですが、やはり管理者になりたくない人が多いと思います。

坂本 その傾向は病院だけではないと聞きますよね。上司が一生懸命やっているのを見て、「自分は早く帰れるほうがいい」と思う若い人が多い。昭和時代には戻れないし、何か方法を考えていかないといけないですね。

「改善できる」「成長が見える」師長になってよかったこと

本谷 「師長になってよかったこと」をもっと伝えられたら、師長になりたい人も増えていくかもしれませんね。

竹内 先ほど坂本先生もおっしゃったように、ナンバー2ではビジョンがあっても、師長が許可しないと結局何もできません。私が係長だったとき、現場が人手不足で毎日とても大変だったので、勤務スケジュールについて師長さんに意見したのですが、全然取り合ってもらえず苦しんだことがありました。私が師長になってからは自分自身でスケジュール調整ができて、スタッフを直接守ることができるようになったので、とてもよかったと思います。

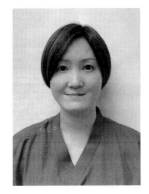

内山 亮子
（うちやま・りょうこ）
社会医療法人社団埼玉巨樹の会新久喜総合病院　手術室・中央材料室　副看護師長
2010 年別府大学附属看護専門学校卒業。同年 4 月社会医療法人財団池友会福岡新水巻
病院手術室に配属。2017 年グループ病院の社会医療法人社団埼玉巨樹の会新久喜総合
病院手術室に配属。2018 年手術室副主任、2020 年手術室主任、2022 年 4 月より現職。

内山　わかります。私が副主任だったときは月に何十時間も残業があって離職が多く、もっとスタッフ目線で働きやすくしたらいいのにと思っていました。スタッフは時間外労働でたくさん賃金をもらうより、休みがほしい人のほうが多い印象だったので、副師長になってからは時間外労働をなるべく減らし、働いたぶんしっかり休みも取れる体制に変えたことで、スタッフ目線での働きやすさを実現できるようになってきたと思います。また、全体の業務の仕組みや、器材の手配、会議の通し方、資料作りなどの実際を知ることができたのもよかったです。それによって、業務の改善方法やうまくいかない理由などを考えられるようになりました。

坂本　師長には裁量権がありますからね。自分で決めるというのはしんどい部分もありますが、皆に聞きながら民主的に進めていければいいですね。他のお二人はどうですか。

土屋　医療安全管理者として病院のルール作りに関わってきましたが、実際に現場で患者さんに対応しながらそれを実践するのはまた全然違っていて楽しく、自分はやはり看護師なんだと感じます。スタッフの育成もとても楽しいですし、師長という立場で看護部に携われるのもうれしいです。診療部の特性や医師の困りごとも理解したうえで、看護の現場を体感している師長として発言ができるので、現場もやりやすくなったと思います。もちろん評価を受ける怖さもありますが。

本谷　師長の評価はたとえば、離職率などの基準で見られるのですか。

土屋　そうですね。ストレスチェック、ベッドの回転率、クレーム数、カルテ入力の不備など、何でもデータで確認できるので、それらが全部、自分の通信簿の感覚です。自分が力を入れているところはいい結果が出るのでうれしい面

もありますが、やはりすべてをパーフェクトにこなすのは難しいです。

宮本 私が師長になってよかったと思うのは、スタッフの成長が見られたときです。最初に師長になった部署は、患者さんの出入りが激しく、稼働率も高い状況でスタッフがとても疲弊していました。どうにかしないといけない、管理者として何ができるのかと考えたとき、どんなに忙しいなかでも気持ちをスイッチして、いい看護が実践できた喜びや達成感を感じられるチームにしたいと思い、スタッフにもよくそう話していました。最初のころは「そんなこと言われても……」という反応しか出ないほど皆、疲弊していたのですが、その部署での約4年の間にとてもスタッフが成長して、どんどん変わっていくのが目に見えるようになりました。「どうすればいいんですか」という受け身の態度だったのが、「自分たちで患者さんをどうケアしていくか」を考えられるようになっていく姿を見たとき、師長をやっていてよかったと思いました。

本谷 スタッフの成長を感じることは、管理者にならないと経験できないうれしさですよね。師長として具体的にどういったサポートをしたのでしょうか。

宮本 もちろん現場の忙しさに対して、人やモノが足りているか、業務が煩雑になっていないかといった管理の視点で考えて整備していく必要はあります。それに加えて、「自分がなぜこう考え、こうしていきたいと思っているか」というコミュニケーションを、大変なときこそ細かくとりながら共有して、同じ方向を向いて進んでいけるようにすることを大切にしていました。

坂本 上から目線で「成長してくれた」ではないんですよね。自分が全力をかけなくてもチーム皆が動けるといううれしさがありますよね。

宮本 そうですね。自分がいなくてももう大丈夫と思えたので、今回異動で病棟を離れることができたと思います。

内山 なかなか伸びないと思っていたスタッフが、一緒に仕事を続けていくなかで、ふとしたときにメンバーシップやフォロワーシップを発揮するような成長が見られると、とてもやりがいを感じますよね。「皆に支えられている」と実感できて、また頑張ろうという気持ちになります。

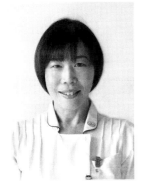

竹内 桂子
（たけうち・けいこ）
日本赤十字社諏訪赤十字病院　脳血管センター　看護師長
1995 年国士舘短期大学を卒業し一般企業に就職。その後、都内の病院に勤務しながら准看護師免許を取得。2001 年川口市立看護専門学校卒業後、日本赤十字社諏訪赤十字病院に入職。2003 年より育児のため複数の病院でパート勤務を経て、2012 年諏訪赤十字病院に再入職。手術室や病棟で 5 年間係長を務め、2022 年 4 月より脳血管センターの師長を務める。

師長になるときに部署異動するメリット・デメリット

本谷　経験を積んだ部署でそのまま師長になるパターンと、他の部署から異動して師長になる場合があるようですが、どちらが多いのでしょうか。

内山　後者のほうが多いと思います。

宮本　部署が変わるほうが多いですね。理由はおそらく、主任がそのまま昇格するとスタッフも含めて新しい役割への対応がしづらいとか、部署が変わったほうがお互いにやりやすいということがあるのではないかと思います。私の場合は、産休明けにまったく勝手がわからない病棟に異動して、ようやく慣れたころに昇格の話をいただいたので、同じ部署で続けたいとお願いしてそのまま昇格しました。でも同じ部署で昇格しても、とくに気になるようなことはなかったですね。

本谷　どちらがよいのでしょうか。スポーツチームでも突然、違う国の人がコーチになったりしますよね。

土屋　私が主任のときは外から来た師長のほうが、「あなたのほうが詳しいから」と任せてくれたように思います。もちろん人によるとは思いますが。

竹内　良し悪しありますね。長くいる人がそのまま昇格するのはスタッフにとっては安心感があると思いますが、外から来た人のほうが問題点がよく見えて、皆が当たり前だと思っているところに新しい視点を入れることができます。土屋さんもおっしゃった通り、私のように他部署から来ると現場のことがわからないので、とにかく皆によく相談して、たくさん意見をもらうようにしました。同じ部署で師長になっていたら、いろいろと見えてこないこともあっ

たと思うので、大変ではありましたが、全く違う部署で師長になったことは非常によかったと思っています。

坂本　一般企業の中には、マネジメント力を高めるために、あえて慣れない部署に配属させて鍛えるところもありますからね。内山さんは同じ手術室で昇格したパターンですが、いかがですか。

内山　私の場合は、こんなに未熟なのに違う部署でできるとは思えませんでした。卓越した何かを自分の中で培うために、同じところで徹底的にやりたいと思っていて、上司にも「ずっと手術室でやりたい」と伝えていました。病棟で副師長になっていたら仕事の流れもわからず、スタッフの気持ちもわからなかっただろうと思います。

　以前の師長さんたちは他部署から異動されて来ましたが、手術室の経験がなく知識も少ないため、たいへん苦労されているようでした。たとえば新しい器材などを採用したいと現場が思っても、師長さんはまず情報収集し、そこから見積もりを集めて資料を作って会議にかけないといけないので、どうしても大変に思われてしまいます。そのためこちらも、まずは師長さんを口説くところから始める必要がありました。私の場合は手術室の経験が長いので器材の必要性や用途などもわかりやすいですし、スムーズに進められる利点があると思います。

本谷　同じ部署に向いている場合と、異動して力を発揮する場合とがあって、人事の際はそのあたりも見ているのではないかと、お話を聞いていて思いました。

「師長に求められる力」は部署や環境によって変わる

本谷　先ほどの「師長になってよかったエピソード」からも垣間見えましたが、あらためて師長に求められる力はどのようなものだと思いますか。

土屋　書き出してみるといろいろとありますね。声に出していく発信力だったり、部署の変化が見えるまでに3年はかかると思うので、その忍耐力だったり、日々の中での決断力だったり。もちろんコミュニケーション力や情報収集力も絶対に必要です。スタッフはもちろん、患者さんや他部門とのコミュニ

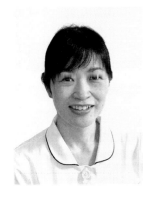

土屋 志保
（つちや・しほ）
学校法人北里研究所北里大学病院　婦人科/救急後方支援病棟　看護師長
1998年北里大学病院に入職し、整形外科、脳血管センター、ICU/CCU、一般外科、
救急ICUで臨床を経験。その後、医療安全管理者の経験を経て、2020年より現職。
2020年東京医療保健大学大学院看護マネジメント学領域修士課程修了。

ケーションと情報収集、加えて社会の動きから情報収集することも必要でしょう。その他にもたくさんあるとは思いますが、いちばんは「人間力」だと思っています。「この人についていきたい」「一緒に働きたい」と思ってもらえる人。スタッフだけでなく患者さんからも、「この病棟、この師長さんでよかった」と思ってもらえるような人間力です。

坂本　具体的にはどういう人だと思いますか。

土屋　話しやすいとか、温かいとか、気にかけてくれるとか……。いちばんは「話しかけやすい人」でしょうか。当たり前のことですが、裏でどんなにうまく管理をしていようが患者さんには直接関係のないことですし、やはりコミュニケーションが重要ではないかと日々思います。

坂本　言い方を変えれば「スタッフを脅かさない人」「制限や抑圧をしないで自分をのびのびとさせてくれる人」かなと思いました。

土屋　時代背景もあると思いますが、承認欲求が強いスタッフが多いので、看護技術を獲得できる環境であることよりも、承認してくれる、存在を認めてくれる場所や人が求められているように思います。

内山　師長に求められる力は、環境によっても違ってくると思います。お話を聞いていて、土屋さんの病棟は成熟した看護師さんが多いように思いました。私のところは7割以上が手術室5年未満の看護師で、経験や力が足りていないので、「支える力」が求められていると思います。具体的には、自分のことで精一杯のスタッフが多いので、陰から支えるというより、困ったときに呼べばすぐに来て対応してくれるといったことが求められていると感じます。逆に仕事ができる人がたくさんいる部署であれば、それぞれ意見も持っているでしょうから、話をしっかり聞いて、考えが合わない人たちの間を取り持ちながら、

同じ方向を向かせて全体がうまく回るような雰囲気づくりができる人が求められると思います。

坂本 手術室やICUなどはそうですが、リスキーな状況で求められる師長の力は、病棟とはまた違いますよね。リスクを冒さないようにサポートするとか、システムを変えてあげるといった話が重要になります。竹内さん、宮本さんはいかがですか。

竹内 土屋さんもおっしゃったように、書き出すといろいろ出てきますが、大前提として「目の前のスタッフを大事にできる力」だと思います。患者さんをしっかり見てケアしてくれているスタッフを、師長がしっかり見てケアしてあげる、大事にしてあげることが必要だと感じます。逆にそれがなければ、他にどんな能力があったとしても活かされないと思います。おっちょこちょいなスタッフもいれば、すごく優秀なスタッフもいますが、部署の皆で100点を取っていければいいので、それぞれのいいところを見つけて伸ばして、適材適所で役割を与えていける力が必要だと思います。

宮本 私も聞く力やコミュニケーション力、スタッフのことを考えられる力はいちばん必要だと思いますが、お話を聞いていて、やはり部署ごとに求められるものは違うように感じました。「ここではコミュニケーションを大事にしてスタッフを守ってあげないといけない」とか、「ここではお母さん的な立場でいたほうがいい」とか、「ここでは引っ張っていくリーダー像が求められる」とか。師長はそういったことを分析して、求められるものを実践できる力が必要だと感じました。

坂本 目的を達成するために、状況に合わせて変わらなくてはいけないということですよね。

土屋 それは実感します。たとえば救急の現場も、病棟とはやり方が全然違います。救急のスタッフはモチベーションが高くてスキルを身につけたいので、それが叶えられるような病棟づくりをすることで、皆がついてきてくれました。打たれ強い人も多いです。でも一般病棟はそうではなく、働きやすいことを大事にするスタッフが多いと思います。

本谷 状況やスタッフのキャラクターを見て対応できる力が大事なんでしょうね。

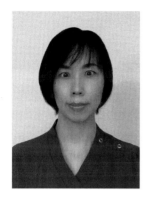

宮本 アキ
（みやもと・あき）

近畿大学病院　ACU病棟　副看護長
2000年近畿大学附属看護専門学校卒業後、近畿大学病院救命救急センターに入職。
その後、小児科・産婦人科・皮膚科外来、ACU病棟、消化器内科病棟で臨床を経験。
2007年に主任、2018年より現職。

心理的安全性と多様性が求められる時代の師長の能力

本谷　先ほど宮本さんがおっしゃったような「皆を引っ張っていくリーダー」は最近あまり見かけないように思いますが、いかがでしょうか。

土屋　引っ張り方が変わってきているように思います。たとえば、休みの希望をリーダーが率先して出して十分休むけれど、仕事もしっかり頑張る姿勢を見せるなどです。ベッドサイドで叱咤（しった）するようなリーダーは減っていると思います。辞めてしまう理由で多いのが、「上司や先輩の指導が厳しい」というものなので。

本谷　坂本先生のときは厳しい人はたくさんいましたか。

坂本　昔だからたくさんいましたよ。偉そうにしていたり、超過勤務をつけさせてくれなかったり、あいさつしても無視する上司とか。上司が偉そうにしていると、スタッフからいろいろな意見をもらえなくなってしまいますよね。

本谷　そういう威圧的なリーダーシップがなくなった一方で、心理的安全性が求められるあまり、スタッフに気を遣い過ぎないといけないような風潮はありますか。

土屋　パワハラにならないように、上司や先輩たちのほうが気を遣っていると思います。たとえば新人から患者の状態の報告が来たときに、「血圧だけだけど、熱はどうなの？ ほかはどう？」と教育的に関わるだけでも今は負担になってしまうこともあります。調べさせたり、宿題を出したりするのではなく、「まずは教える」という時代になっているので、それが先輩スタッフにとってのストレスになっていると思います。

内山　私が看護師になったときは「勉強してきてないなら帰れ！」と言われて泣いている先輩も見ましたが、今の時代はもうないですね。何も勉強してこなかったとしても、指導や注意の仕方によっては大変なことになるので、「元気で来たらそれでいいよ」と私も言ってしまいます。勉強してこない人は本当にしてこないので、それなら一から教えてあげようぐらいの気持ちでいないといけません。コツコツ教え込んで訓練して、少しでも育つような関わりを続けていくしかないと思っています。

土屋　コロナ禍という時代背景もあるように思います。今はランチも黙食ですし、職場以外で食事に行ったり話し合ったりする場もなく、その日のモヤモヤを解消できないまま引きずりがちです。看護観を語る場も少ないですし、先輩のことは職場での姿しかわかりません。学生時代もオンライン授業が多く、実習を体験してきていない人もいて、体力面でも精神面でも弱い人が多い印象はあります。

坂本　そんな状況で師長に求められる力とはどのようなものでしょうか。

土屋　よい意味での"諦め"といいますか、自分の中の「こうあるべき」という物差しを変えていくことが必要なのかもしれません。

本谷　発想転換のようなことですね。現状に焦点を当てて、そこで最大を目指すということでしょうか。

坂本　「昔はよかった」ではなく、「今どうしていくか」ですよね。どんな人でも何かしらの力を持っているので、それをいかに引き出していくかだと思いますが、どうやっていけばいいと思いますか。

土屋　多様性が大事な時代だということは皆、頭ではわかっていますが、ノウハウはまだない状況だと思います。多様性を理解してどう現場で使っていくかがすごく難しいですね。リーダーシップをとる側も、いろいろなパターンのリーダーがいないと何か取りこぼしが出てくるように思います。仕事として患者さんに提供するものは決まっていますし、質の高いものを提供したい。でも提供側にも苦手なことと得意なことがあって、得意なことだけやればいいわけではないので、管理者はそこをしっかり見極めて、苦手と得意がうまく噛み合うパターンを配置していくことが求められると思います。

坂本　多様性を大事にする時代にどうやってスタッフを育てていくかを考えた

とき、まず最低限必要なのが、「マニュアル通りにやる訓練」だと思います。マニュアルというと看護師さんは嫌がる人も多いですが、先日読んだある記事に「マニュアルがあるということは逆に、マニュアルに書いていないことは自分で考えてやっていいととらえることもできる」とあって面白いと感じました。患者さんや一緒に働くスタッフのためにもマニュアル通りにやる訓練は最低限しなければいけませんが、それ以上のことは自分で考えたり、感性を活かしていけるという発想でスタッフを育てていけるといいと思います。簡単なことではありませんけどね。

師長に向いていない部分をどうカバーしていくか

本谷　ここまで師長になってよかったことや求められる力についてうかがってきました。逆に皆さんが「師長に向いていない」と思うところはありますか。またそれをどう乗り越えておられるのでしょうか。

内山　交渉力のなさを実感するときでしょうか。スタッフにこちらの要望をうまく伝えられないときもありますし、看護部や病院、医師ともうまく交渉できずに、あとから「今の言い方は違った、もっとこういうふうに話を持っていきたかったのに」とモヤモヤすることは多いです。乗り越え方としては「リベンジ」しています。言い方が違ったと思ったら、「やっぱりさっきのあの話ですが……」ともう一度行きます（笑）。

竹内　私の場合は一点、ベースがお馬鹿なことでしょうか（笑）。データや数字、アルファベットが出てきたらもう頭がパンクします。得意な人は数分でできる作業なのに、全然エネルギーが湧いてこなくて、そんなときは「もっと頭がいい人が師長をやるべき」と思ってしまいます。自分で解決できないときは、事務の人や他部署の人に助けてもらっています。いろいろな人と仲良くして助けてもらって、苦手なところを乗り越えています。

宮本　私の場合は本当に自信がなくて不安で、迷いが多いことです。何か起きたときに瞬時に判断して行動できる人はすごいと思います。頭もあまりよくないので、判断しないといけないときに迷走してしまい、時間管理ができなくなって落ち込みます。それは自分の弱みなので、まわりの人に助けてもらうし

かないと思っていますが、そのとき誰に相談するかは大事なポイントだと思っています。以前、院内の取り決めがあってなかなか進まなかった話が、ある人に相談したら鶴の一声ですんなり進んだことがありました。誰に相談すると話がスムーズに進むのかという見極めも大事だと感じました。

坂本 やはり「人の力を借りる力」が必要なのですね。師長は一人の人間ですが、その力があれば百人力になれますから。

本谷 「人の力を借りる力」は大事なキーワードの1つですね。内山さんのように、もう一度チャレンジする力もすごいと思いました。土屋さんはいかがですか。

土屋 プレイングマネジャーで、まだまだ現場に立ち過ぎているときがあるので、そこは管理者としてうまくできていないと思うときはあります。でも向いていないとは思っていません。医療安全の仕事は病院組織全体における役割がありましたが、師長は病棟運営において自分のやりたいことがやれる権限があり、実践できるので楽しいです。

本谷 医療安全管理者の経験は師長としてどう役に立っていますか？

土屋 医療安全のルールの原則が頭に入っているからこそ、現場でどこまでやるかの判断や線引きができますし、やり方もいろいろ考えられると思います。先ほど坂本先生がおっしゃったように、マニュアルがわかっていて、そこからどう実践するのかもわかっているので、スタッフにも伝えやすいです。実際に医療事故が起こってしまったときの対応についても引き出しがあるので、そこまでの怖さもありません。

本谷 医療安全というのは師長さんにとってはしんどい仕事なのでしょうか。竹内さんうなずいていらっしゃいますね。

竹内 知識がないと、何か起きたときにご家族とどう話していいのかわからないですし、非常に気を遣う状況のため、土屋さんのように医療安全に明るいのはとても強みだと思います。私はすぐに医療安全室の師長さんを頼ってしまいますが、自分自身ももっと知識を身につけておかないといけないと日々思っています。

本谷 皆さんのお話を聞いていて、師長に向いていないと思われている部分は何かしらありながらも、周囲を頼るなどして解決する力をお持ちなんだなと感

じました。

坂本　できないことがあったときでも、誰かに聞いてみたり頼ったりしながら業務を遂行しているのは素晴らしいですね。

リーダー像は一つではない。柔軟なリーダーシップを育む

本谷　続いて、「あなたが思うリーダー像」をお聞きしたいと思います。坂本先生は長くリーダーを経験されてきましたが、目指していたリーダー像はありましたか。

坂本　現役時代は一生懸命やるだけで、あまり考えたことはありませんでした。看護協会会長になったときは、理事たちの力を最大限に活かして頑張ってもらおうという気持ちで、その力を引き出せるかたちを考えていた気がします。先ほど師長に求められる力に関する話の中で、「いろいろな人の意見を聞く」という話が出ました。リーダーのコンピテンシー（行動特性）は意思決定だと思いますが、スタッフや周囲の意見を「聞く力」を持って意思決定していくリーダー像が、今の時代に求められるのではないかと思います。皆さんはどう思いますか。

内山　いろいろなリーダー像があると思いますが、「自分が憧れるリーダー像」と「上司として理想的なリーダー像」と「自分がなりたいリーダー像」はそれぞれ違うように思います。私が憧れるのはカリスマ性があるリーダーです。でもあまり身近にはいませんね。就職したころの部長さんや上司はトップダウンで厳しかったですが、私は嫌いではなかったです。ポンコツなので、放任されるとどこに向かえばいいかわからないので、こってり絞ってくれる人のほうが楽だと思うときもあります。

　上司として理想的なリーダー像は、解決への道筋が見えるような関わり方をしてくれる人です。自分の中に解決方法がなくてどうしていいかわからないときに、皆さん、話は聞いてくださるのですが、判断までしてくれたらと思うことがあります。たとえば以前、自部署にもっと看護師が必要な状態でしたが看護部から出せる人員がいないということで話が止まってしまったことがありました。私のほうから、看護補助者や事務の方でもいいので配属してほしいと提

案したのですが、そのときに上司から解決策を示してくれていたらうれしかったなと思います。甘えた考えかもしれませんが。とはいえその後は早急に対応してもらえたので感謝しています。

そして自分がどういうリーダーになりたいかというと、カリスマ性はないので早々に諦めて（笑）、支援がうまくできる師長になりたいです。基本的に管理者は自分とスタッフを区別して関わるほうがやりやすいのかもしれませんが、私は自部署でそのまま師長になってスタッフの痛みや苦労がわかるので、スタッフに近い感覚で、働く人が困らない組織をつくれる師長になりたいと思っています。言いたいことがうまく伝わるかわかりませんが。

本谷 よくわかります。あまり型に当てはめるのもよくありませんが、サーバント型と呼ばれるリーダーのタイプに近いように思いました。そうなるためにはどうしたらいいと思いますか。

内山 先ほどから話に出ていますが、やはりスタッフとコミュニケーションをしっかりとってリサーチする力がとても必要だと思います。今、何に困っているのか、どうすればもっとよくなるのかといったことにアンテナをしっかり立てないと、よかれと思ってやったことが迷惑になることもあるので、どこに介入すべきかをしっかり情報収集して見極めるようにしています。私の場合は、直接本人に聞くのはもちろん、医師との関わりも多い部署なので、医師からもリサーチします。たとえば看護師同士だとあまり評価がよくない人でも、他職種からは全然違った見え方をしていて評価が高いこともあります。いろいろな面から情報収集することが大事だと思います。

竹内 私は、理想のリーダー像とは「人を活かせる人」だと思っています。チームとしてよい結果が出せるように、一人ひとりを取りこぼさずにしっかり見て、役割を与えながら個々をきちんと活かせるリーダーを目指しています。以前の師長さんで、本当に品がよく看護力も感性もあるのに、スタッフからの支持率は低い方がいました。なぜかというと、患者さんを大事にするあまり、自分がケアに入ってスタッフの足りないところを指摘するからです。悪気はなく、皆にいい看護をしてもらいたいからなのですが、スタッフとしては「ダメ出しされた」という印象になり、負のサイクルに入っていました。せっかく力があるスタッフがそろっているのだから、もっと信頼して任せてほしいと思っ

ていました。それを反面教師として、私は積極的にスタッフに任せるようにしています。その影響があるかはわかりませんが、今スタッフは皆いきいきと働いています。私は今までの師長さんのいいところはもちろん、嫌だったことや傷ついたことも執念深く覚えています（笑）。同じことは絶対にしないと思って行き着いたリーダー像が、人を大事にする「人を活かせる人」です。

本谷　坂本先生も同じようなことをおっしゃっていましたが、信頼して任せるというのはなかなか難しいことですよね。

坂本　私の場合は、自分ができないとわかっているから、人に任せるしかなかったんです。だから「できる人を見抜く」ということをずっとやってきました。できる人を見抜いていくと仕事はうまく回ります。もちろん指導するときに自分がやってみせることは大事ですが、スタッフの仕事を取ってしまったり、やれていないことを指摘してまわるような上司はしんどいですよね。

土屋　私が考えるリーダー像は二つあって、一つは組織へのコミットメントだと思っています。目指す組織に対してどういうふうに牽引していくか。もう一つは、いかに師長自身がキラキラ働くかだと思います。負のオーラを出している師長だと病棟全体が暗くなってしまいます。なかには「今日は師長がいなくてラッキー」なんて思われていることもあると思います。師長がいるだけで安心するような、陽のオーラを出すためには、どんなに疲れていてもポジティブに頑張っている姿を見せることが大事ではないかと思います。あいさつをしてこないスタッフがいたとしても自分からするようにしますし、明るい雰囲気づくりを意識しています。

本谷　「明るい」というのは大事なキーワードかもしれませんね。

宮本　私は青春ドラマなどでよくある「皆で試行錯誤しながら乗り越えて目標に向かっていく」というプロセスがとても好きで、そういうチームをつくることができるリーダーはいいなと思います。またコロナ禍では、患者さんが家族と面会できない、家族が患者さんの最期に立ち会えないなど、今までやってきたことがいろいろと覆されて、さまざまなジレンマを感じました。そうした状況の中で、これまでの固定概念を覆す発想や、先読みして対応していける力も非常に大事だと思うようになりました。先ほどの話にも出ていた、情報をリサーチする力にもつながることだと思います。

本谷 ありがとうございます。4人の皆さんそれぞれに思うリーダー像があるのですね。お話をうかがって、師長に求められる力もリーダーのタイプも、いろいろあってよいのだと感じられました。また、できないところをどうやって補っているかなど、師長になることに不安を感じている人でも勇気が得られるようなお話をうかがうことができたと思います。

坂本 皆さんが「こうあるべき」という姿に縛られず、できなかったら人に力を借りたり、一度失敗してももう一度チャレンジしたり、自部署の状況も見ながら柔軟に看護管理をやっている姿が素晴らしいと思いました。先ほど内山さんが、人手不足のときに他職種の人を配属してもらったという話をされていましたね。問題に対する対応策をどれだけ出せるか、答えをいくつ出せるかというのは、重要な力だと思います。これは「教養」というんですね。教養というのは生きていく力をつけるためのものです。世界は1と0で分けられるものではありません。つまり正しいか間違っているかではなく、1と0の間にどれだけたくさんの答えをつくることができるかが重要です。パーフェクトに解決できることはそう多くありませんが、仲間とディスカッションしながら進めていく力があれば、さまざまな答えが見つかっていくと思います。

　今日は皆さんに腹を割ってお話しいただくことができて、とてもよかったです。ありがとうございました。

（2022年10月3日収録）

データで見る看護師長

健理学研究所 主任研究員　岡戸順一

> ### PickUp！
>
> ・全国の病院勤務の看護職員の実人数は101万2,223人、そのうち正規雇用は89万9,985人であり、看護師長の推計人数は6万2,749人。
> ・病院勤務の正規雇用の看護職員に対する看護師長の割合は7.0％、病院全体の看護職員に対する割合は6.2％となり、およそ16人に1人が看護師長。
> ・看護師長に昇進・昇格する人数は毎年およそ6,500人。
> ・看護師長の平均年齢は47.9歳（人事院の調査より）。
> ・看護師長の月の平均支給額は39万4,014円。

看護職員数から推計する看護師長の人数

全国および病院勤務の看護職の就業人数と雇用形態

　全国の看護職（保健師・助産師・看護師・准看護師）の就業状況について、直近の公表データ「令和2年度衛生行政報告例」[1] を見ると、2020年末現在、就業している実人数は「165万9,035人」、そのうち正規雇用は「132万5,406人」です。

　実人数を病院勤務に絞ってみると「101万2,223人」（全就業看護職員の61.0%）で、そのうち正規雇用（短時間勤務含む）は「89万9,985人」（88.9%）、非正規雇用は「11万180人」（10.9%）、派遣職員は「2,058人」（0.2%）となっています。また、正規雇用のうち保健師・助産師・看護師が「82万593人」となっています。

病院勤務の看護師長の人数

　次に病院勤務の看護師長の人数を推計してみます。日本看護協会の「2019年 病院および有床診療所における看護実態調査」をまとめた「2019年 病院看護実態調査」[2] によると、職位別の正規雇用看護職員

数に回答している 2,659 病院における看護師長相当職の合計は「2万71人」です。調査の回答病院の規模に留意する必要はありますが、この数値を全国の病院数 8,313 病院（2019 年 6 月末現在）[3] にあてはめて換算すると、看護師長の人数は「6万2,749人」と推計されます。

　また、「衛生行政報告例」の 2018 年度[4] と 2020 年度調査を用いてその間の 2019 年度の病院勤務における正規雇用の看護職員数を推計すると、「89万6,219人」となります（2020 年：89万9,985人、2018年：89万2,453人、隔年調査のため 2019 年データは平均値）。この数値を母集団とした場合には、看護師長の割合は正規雇用者の 7.0%と推計されます。なお、非正規雇用と派遣職員も加えた病院勤務の看護職員「100万9,283人」（上記と同様の平均値）に対する割合は 6.2%となり、これより、病院で就業する看護職員のおよそ「16人に1人が看護師長」と推測できます。

看護師長の昇進・昇格人数と平均年齢

看護師長に昇進・昇格する人数

　続いて、毎年新しく看護師長に昇進・昇格する人数を検討します。日本看護協会の「2021年病院看護・外来看護実態調査」[5] では、2020 年度における正規雇用の看護職員の離職率は 10.6%と算出されています。この計算式から新卒の正規雇用の看護職員を除いて改めて算出した離職率は 10.3%となります。この数値が看護師長にも適用できると仮定して、その離職者数を推計します。

　まず同年度における病院勤務の正規雇用の看護職員数 89万9,985人に前出の 7.0%を乗じた看護師長の人数は「6万3,013人」となります。職位により離職率にある程度の差があることは推測されるものの、このうちの 10.3%が離職すると仮定するとおよそ「6,500人」となります。看護師長の多くは同一の病院で経験を積み重ねてきた職員が多いため、退職後は欠員となり、副看護師長・主任などから適任と思われる職員を昇進・昇格させると考えられます。これは病院勤務の正規雇用の

看護職員の 0.72％に相当します。

看護師長の平均年齢

看護師長の平均年齢については、日本看護協会の「2019 年 病院および有床診療所における看護実態調査」[6] において「中間管理職」のくくりとなっていますが、7,394 人の看護師長相当職、主任相当職、副看護師長相当職から回答を得ており、「46.6 歳」と報告されています。

なお、人事院の「民間給与の実態」[7] 調査内の「職種別平均年齢及び平均支給額」を見ると、看護師長の平均年齢は「47.9 歳」（看護師は 38.1 歳）という結果も出ています。

看護師長の平均給与と手当

看護師長の平均支給額

ここでは看護師長の平均給与を見てみます。前述の人事院の調査[7] によると、看護師長に対する 2019 年 4 月分（以下同）の平均支給額（決まって支給する給与から時間外手当を減じた額）は「39 万 4,014 円」となっています。年齢階層別では、32 ～ 35 歳の「32 万 3,735 円」から 52 ～ 55 歳の「42 万 4,272 円」の幅となっています（次ページ図 1）。

続いて看護師長の平均支給額を規模別にみると、500 人以上の事業所は平均年齢 47.0 歳で「40 万 6,735 円」、年齢階層別では、32 ～ 35 歳の「32 万 9,629 円」から 52 ～ 55 歳の「45 万 2,044 円」の幅となっていました。100 人以上 500 人未満の事業所は平均年齢 49.3 歳で「37 万 2,077 円」、幅は 28 ～ 31 歳の「29 万 2,280 円」から 56 歳以上の「40 万 4,029 円」でした。50 人以上 100 人未満の事業所は平均年齢 50.8 歳で「37 万 4,369 円」、幅は 36 ～ 39 歳の「34 万 4,255 円」から 48 ～ 51 歳の「39 万 5,534 円」でした（次ページ図 2）。500 人以上の事業所（病院）の支給額が高いことが見てとれます。

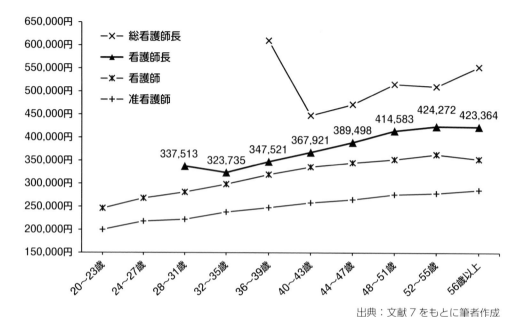

出典：文献 7 をもとに筆者作成

図1 看護職の年齢階層別の平均支給額（職位別）

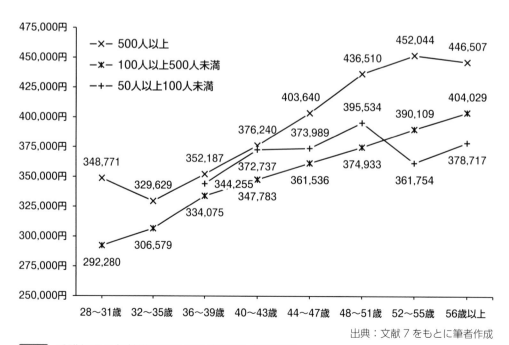

出典：文献 7 をもとに筆者作成

図2 看護師長の年齢階層別の平均支給額（規模別）

看護師長の手当の有無とその内容

　看護師長の手当に関しては、日本看護協会の「2012年 病院勤務の看護職の賃金に関する調査」[8] によると、看護師長相当職に「管理職手当がある」と回答した病院は79.7%にとどまり、「手当あり」の場合は「定額（等級等によらず一律）」が63.4%と最も多く、次いで「定額（等級等によって異なる）」が22.9%、「基本給等の定率」が12.2%の順となっていました。看護師長に昇進・昇格した場合、夜勤手当や時間外手当などが減少することがあり、応分の管理職手当を支給することによって、下位職の給与額との逆転を抑える必要性が示唆されます。

＊

　以上、複数の調査結果から看護師長に関するデータを取り上げてみました。

📖 引用・参考文献

1) 厚生労働省. 令和2年度衛生行政報告例. e-Stat 政府統計の総合窓口. https://www.e-stat.go.jp/stat-search/files?page=1&layout=datalist&toukei=00450027&tstat=000001031469&cycle=7&tclass1=000001161547&tclass2=000001161548&tclass3=000001161550&tclass4val=0
2) 公益社団法人 日本看護協会. 2019年 病院看護実態調査. 2020年3月. https://www.nurse.or.jp/home/publication/pdf/research/95.pdf
3) 厚生労働省. 病院報告. 2020年9月29日. https://www.e-stat.go.jp/stat-search/files?page=1&layout=datalist&toukei=00450023&tstat=000001030749&cycle=7&tclass1=000001144167&tclass2=000001144168&tclass3=000001144169&tclass4val=0
4) 厚生労働省. 平成30年度衛生行政報告例. e-Stat 政府統計の総合窓口. https://www.e-stat.go.jp/stat-search/files?page=1&layout=datalist&toukei=00450027&tstat=000001031469&cycle=7&tclass1=000001132823&tclass2=000001132824&tclass3=000001132825&tclass4val=0
5) 公益社団法人 日本看護協会. 2021年 病院看護・外来看護実態調査報告書. 2022. https://www.nurse.or.jp/home/publication/pdf/research/97.pdf
6) 公益社団法人 日本看護協会. 2019年 病院および有床診療所における看護実態調査報告書. https://www.nurse.or.jp/home/publication/pdf/report/2020/efficiency_report2019.pdf
7) 人事院. 民間給与の実態（2019年〔平成31年〕職種別民間給与実態調査の結果）. https://www.jinji.go.jp/kyuuyo/minn/minnhp/min2019_index.html
8) 公益社団法人 日本看護協会. 2012年 病院勤務の看護職の賃金に関する調査報告書. https://www.nurse.or.jp/home/publication/pdf/report/2014/chingin.pdf

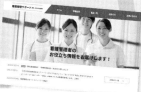

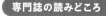

Nursing **BUSiNESS** 2022年秋季増刊

看護管理者に今、求められる黒字化の視点！
事例に学ぶポイントを押さえた収益性の高い病棟づくり

試し読みができます！

メディカ出版 オンラインストア

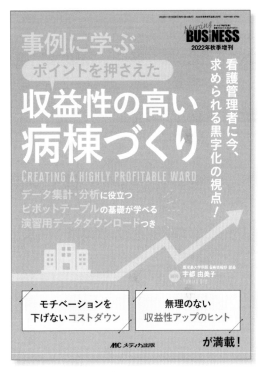

鹿児島大学病院 医療情報部 特任教授・部長

宇都 由美子 編著

コロナ補助金の打ち切り、先の見えない物価上昇、電気料金の高騰。病院経営が難しくなるなか、看護部として経費削減と収益性向上で経営に寄与する具体策を紹介する。

定価3,080円（本体＋税10％）B5判／144頁 ISBN978-4-8404-7769-7

内容	
第1章	**Postコロナ時代の病院経営**
第2章	**座談会：病院経営の現状と試される看護管理の質**
第3章	**問題解決に役立つツールと、その活用法**
第4章	**収益性向上の2つの方法 生産性アップと良いコストダウン**

①RPAを活用した生産性向上と看護管理におけるDXの展望
②適切なマネジメントが行える看護管理者の育成が病院の事業利益率の向上につながる
③特定行為研修終了看護師の活用
④夜間の看護補助者の業務改善の取り組み＋看護補助者の協働体制の推進──生活援助に係る体制を作る
⑤高齢者への看護ケアの質向上が病院の収益性をアップする
⑥ベッドの状況を時間軸で捉え看護師の労働生産性を高める
⑦記録の質を高め、収益性を向上させる
第5章 これからの病院経営に不可欠な看護部門のIT、DX、AIへの挑戦

すべての医療従事者を応援します **MC メディカ出版**

●読者のみなさまへ●

このたびは、本増刊をご購読いただき、誠にありがとうございました。ナーシングビジネス編集室では、今後も皆さまのお役に立つ増刊の刊行を目指してまいります。つきましては、本書に関するご感想・ご提案などがございましたら当編集室（nbusiness@medica.co.jp）までお寄せくださいますよう、お願い申し上げます。

Nursing BUSiNESS チームケア時代を拓く看護マネジメント力UPマガジン　2023年春季増刊（通巻234号）

新時代のリーダー必読！
看護師長のためのベーシックスキルBOOK

2023 年 3 月10日発行　第1版第1刷
2023 年 10 月10日発行　第1版第3刷

定価（本体 2,800 円＋税）

ISBN978-4-8404-8083-3
乱丁・落丁がありましたらお取り替えいたします。
無断転載を禁ず。

Printed and bound in Japan

編著　　　　　坂本 すが／本谷 園子
発行人　　　　長谷川 翔
編集担当　　　稲垣賀恵／野口晴美／栗本安津子
編集協力　　　佐藤可奈子／松岡亜希
DTP　　　　　日経印刷株式会社
本文・表紙デザイン　株式会社イオック
本文イラスト　岡澤香寿美

発行所　　　　株式会社メディカ出版
　　　　　　　〒 532-8588 大阪市淀川区宮原 3-4-30
　　　　　　　ニッセイ新大阪ビル 16F
　　　　　　　編集　TEL 03-5777-2288
　　　　　　　お客様センター　TEL 0120-276-115
広告窓口／総広告代理店　株式会社メディカ・アド
　　　　　　　　　　　　TEL 03-5776-1853

URL https://www.medica.co.jp
E-mail nbusiness@medica.co.jp
印刷製本　日経印刷株式会社